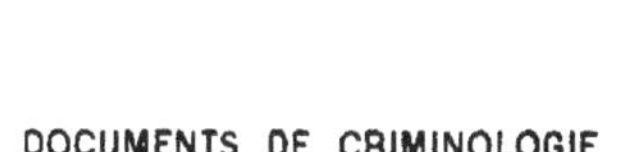

DOCUMENTS DE CRIMINOLOGIE
ET DE MÉDECINE LÉGALE

DES BLESSURES DE L'ABDOMEN

SANS LÉSION APPARENTE DES PAROIS

PAR

Le Dr Louis AUGARDE

ÉDITEURS
A. STORCK | G. MASSON
LYON | PARIS

1895

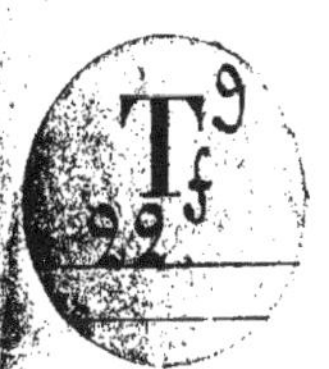

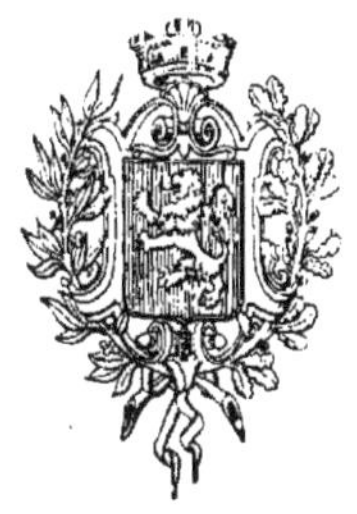

DOCUMENTS DE CRIMINOLOGIE
ET DE MÉDECINE LÉGALE

DES BLESSURES

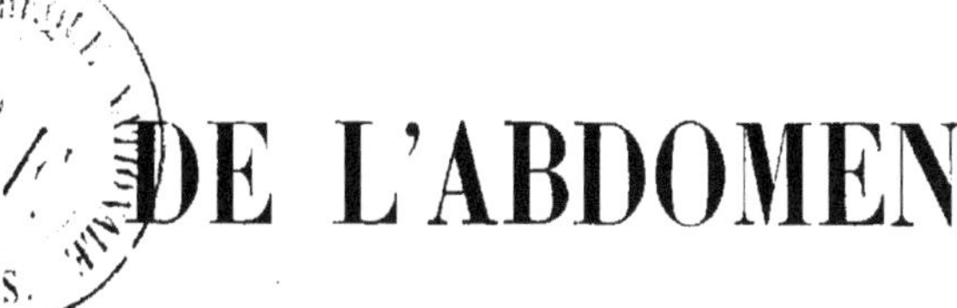

DE L'ABDOMEN

SANS LÉSION APPARENTE DES PAROIS

PAR

Le Dr Louis AUGARDE

ÉDITEURS

A. STORCK | G. MASSON
LYON | PARIS

1895

AVANT-PROPOS

Les faits de blessures de l'abdomen sans lésions apparentes de la paroi abdominale sont nombreux dans la littérature médicale. Ils ont donné lieu à un certain nombre de travaux. Mais la plupart de ceux-ci n'envisagent que les blessures d'un seul des organes contenus dans la cavité abdominale. Aussi vais-je tenter une étude d'ensemble de ces blessures, des conditions générales dans lesquelles elles se produisent, des symptômes malheureusement trop vagues et trop inconstants qui les différencient les unes des autres, et enfin de l'état général commun à la plupart des blessés de cette catégorie.

Aussi remercions-nous vivement, M. le professeur Lacassagne, ce maître dont la parole éloquente et le sens pratique ont rendu si intéressantes pour nous ses leçons du semestre d'hiver, de nous avoir suggéré l'idée de cette thèse et d'en avoir accepté la présidence.

Nos maîtres de la Faculté et des hôpitaux de Lyon ont droit à notre reconnaissance, pour la bienveillance et l'intérêt qu'il nous ont témoignés et qui seuls pouvaient nous adoucir le regret causé par la séparation d'avec nos premiers maîtres: ceux de la Faculté et des hôpitaux de Bordeaux, que nous avons toujours trouvés aussi dévoués et dans leur enseignement et à notre chevet.

Mais nos maîtres des Facultés et des hôpitaux ne sont pas les seuls ayant droit à nos remerciements. Je n'aurai garde d'oublier ceux qui, à un titre quelconque, m'ont soutenu par leur bienveillance ou leurs encouragements, m'ont guidé par leurs conseils ou leurs leçons, et m'ont ainsi facilité l'entrée d'une carrière que j'ai tant ambitionnée. Merci en particulier à M. le colonel de Peretti dont les savantes leçons sur les sciences physiques resteront toujours gravées dans ma mémoire. Merci à M. Calmon qui m'a accueilli à Bordeaux avec tant de bonté, et chez lequel j'ai trouvé une seconde famille.

Enfin, que nos camarades de promotion chez lesquels je n'ai trouvé qu'amitié, reçoivent l'assurance de mes sympathies : En particulier nos amis intimes, le Dr Opin dont nous avons partagé les joies et les tristesses et le Dr Bontemps dont l'entrain et la gaîté nous ont été si précieux pendant ces trois longues années.

INTRODUCTION

Nous n'entreprendrons pas de faire ici l'historique des blessures de l'abdomen. Les cas particuliers, sujet de mon travail, n'en représentent, en effet, qu'une portion assez minime. S'il est vrai que la condition d'absence de lésions des parois abdominales se trouve assez souvent réalisée dans les cas de blessures du foie et surtout de l'intestin, il faut dire qu'elle l'est beaucoup moins en ce qui se rapporte à la rate. D'ailleurs Bellien, auteur d'une importante étude sur cette question, affirme que cette absence de lésions des téguments ne se constate que sur des organes déjà malades. Les blessures de l'estomac sont plus rares, car s'il n'est distendu et à moins de choc d'une extrême force, sa situation anatomique le protège. Quant au pancréas, le développement d'une tumeur dans la région épigastrique fait, au bout de quelques semaines seulement, songer qu'il a bien pu être lésé. La vessie ne rentre dans le cadre de notre étude que lorsqu'elle est pleine, c'est-à-dire lorsqu'elle dépasse le détroit supérieur, limite inférieure et fictive de l'abdomen proprement dit. Seuls donc les organes contenus dans cette portion de la cavité abdominale nous occuperont.

Nous étudierons successivement :

1° Les conditions dans lesquelles se trouvaient les individus au moment de leurs blessures ;

2° Les différentes causes productrices des blessures ;

3° Les divers organes lésés ;

4° Les différentes complications auxquelles peuvent donner lieu ces blessures ;

5° Enfin, le blessé, les rapports qui peuvent exister entre son état général et l'étendue de la lésion, son siège, l'importance de l'organe lésé, la puissance de l'agent contondant.

CHAPITRE PREMIER

Des conditions dans lesquelles se trouvent les individus au moment de leur blessure

Il est possible de distinguer les personnes atteintes de ces sortes de blessures en deux catégories. La première catégorie, que nous appellerons la catégorie des accidentels, le terme accidentel pouvant s'appliquer d'ailleurs à des cas très différents au point de vue légal, crime, suicide ou accident dans toute l'acception juridique de ce mot. Nous avons voulu ainsi désigner des personnes de toutes conditions que rien ne destinait plus spécialement que d'autres, à éprouver des accidents, dont la terminaison est trop souvent fatale. Tel est le cas de cette femme citée par Tuffier qui tombe du haut d'une chaise en vaquant aux soins de son ménage, se rupture la rate et meurt; de ce jeune garçon coiffeur qui fait une chute du haut d'un mur de 3 mètres sur un sol caillouteux et dont la lésion mortelle consiste en une déchirure de la rate, enfin celui de ce vieillard, dont l'autopsie, faite par M. le professeur Lacassagne, démontre que le décès a eu pour cause une déchirure du foie due au passage de la roue d'un véhicule.

La deuxième catégorie sera celle des professionnels. De ceux qui travaillant en l'air, comme les ouvriers du bâtiment, peintres, maçons, etc. sont exposés à des chutes d'une hauteur parfois considérable, soit à la suite de vertiges, soit par manque de solidité des échafaudages ; ou de ceux qui comme les manœuvres étant appelés à remuer de lourdes charges, n'ont pas toujours la vigueur nécessaire pour retenir leur fardeau, le laissent choir sur eux-mêmes. A côté d'eux nous rangerons une catégorie nouvelle, les agents des chemins de fer, quotidiennement exposés à des accidents propres à leur emploi, des tamponnements. Les soldats et en particulier les cavaliers, exposés par un contact constant aux manifestations plus ou moins brutales d'animaux souvent rétifs. Outre cela les militaires sont encore exposés, non plus aux effets du vent du boulet, explication désormais d'une curiosité historique, de phénomènes nerveux encore mal connus, mais aux éclats d'obus. La substitution des navires à vapeur aux vaisseaux à voiles et le remplacement des gabiers par des mécaniciens ne permettra bientôt plus de placer ici les marins.

Si la profession de l'individu est déjà une indication, il en est une encore plus utile et dont on ne semble pas assez se préoccuper, c'est elle qui explique la production de ces contusions bénignes certainement beaucoup plus nombreuses qu'on ne le croit ; nous voulons parler de l'attitude de l'individu au moment où le choc l'atteint. En l'espèce ceci a une importance capitale, supposez l'individu debout, atteint par un choc rapide mais de courte durée comme un coup de pied, si l'individu frappé ne se trouve pas au point maximum de la force, il tombe sous la poussée et peut en être quitte pour une chute, une contusion légère, un ébranlement nerveux passager. Supposez le même individu, toujours debout, mais appuyé à un plan résistant, atteint par un agent vulnérant de même nature et de même intensité, qu'en résultera-t-il? Il en résultera le plus souvent des lésions irrémédiables, car les viscères abdominaux fuiront bien devant le choc autant que leur permettra leur structure anatomique, mais il arrivera un moment où au moins l'un d'entre eux sera pris entre l'agent vulnérant et le plan résistant, pendant un instant, cela est vrai, mais c'est assez. Ce rôle de plan résistant est souvent rempli par la colonne vertébrale, la première des 149 observations rassemblées par Nimier et celle de Baudens notamment en sont la preuve. Il en est de même si l'individu est à terre, surtout si au lieu d'avoir affaire à une cause agissant rapidement, et par choc, on a affaire à un agent plus lent, et opérant par pression, tel par exemple qu'une voiture lourdement chargée. Il n'est pas non plus sans intérêt de savoir si l'individu s'est rendu compte s'il allait avoir à supporter un choc. Dans ce cas il y a une contraction des muscles, involontaire la plupart du temps. Ces organes peuvent alors au risque d'être déchirés et si le choc ou la pression ne sont pas trop considérables, atténuer, tout au moins en partie, l'effet de la violence extérieure.

Ces quelques considérations s'appliquent aux cas dans lesquels il y a eu choc direct, c'est-à-dire contact entre l'agent vulnérant et le blessé. Dans les cas de chocs indirects il importe également de savoir sur quel point le corps du blessé a pris contact avec le plan résistant remplissant ici le rôle d'agent vulnérant. Car comme nous le verrons pour les blessures du foie notamment, il n'est point indifférent que telle ou telle partie ait portée sur le sol.

Enfin il faut considérer les cas plus complexes où à l'effet de la chute sur le sol s'adjoint celui d'un choc. Des observations de Nimier rapportent le cas d'un maçon tombant d'un échaufaudage et recevant les planches le composant sur le corps; d'un petit garçon tombant sur une borne et recevant un camarade sur le dos. A ces cas nous rattacherons ceux où il y a chute avec un fardeau, porté soit sur les reins, soit sur le ventre.

En face de symptômes d'une gravité exceptionnelle et d'une rapidité foudroyante qui se produisent dans certains cas, on se demande qu'elles peuvent être les causes de ces phénomènes morbides. Ces causes doivent être recherchées dans l'état physiologique des organes du blessé. Il n'est pas de peu d'importance que des organes susceptibles d'une distension, mais d'une distension limitée comme l'estomac, l'intestin ou la vessie, soient remplis de matières ou de liquides. En ce cas l'action des traumatismes est beaucoup plus aisée, car l'organe a perdu une partie de sa mobilité, ou il ne peut se dissimuler derrière d'autres organes, et leurs effets sont plus graves, car le contenu de ces organes étant des matières plus ou moins liquides est peu compressible, et un choc de moyenne intensité suffit à déterminer une déchirure de l'organe par le mécanisme de l'éclatement. La vascularisation de certains viscères comme celle du foie au moment de la digestion est une autre cause adjuvante des traumatismes. L'âge n'est pas non plus sans favoriser leur action, et il n'est pas douteux, par exemple, que le foie du nouveau-né, par sa consistance et, il faut bien le dire, aussi par la place qu'il occupe à cette période de la vie dans l'organisme, est plus facilement blessé que celui de l'adulte.

L'état pathologique antérieur peut faciliter la tàche aux traumatismes. C'est ainsi que le moindre choc suffit pour déchirer la rate hypertrophiée et ramollie des vieux paludéens. Le cas de Barrallier, rapporté plus loin, en est un exemple très net. Dans l'Inde anglaise, les expertises médico-légales se rapportant à des faits de ce genre sont fréquentes. Pellereau les dit aussi très nombreuses à l'île Maurice. Il en est de même des modifications d'origines diverses que subit le foie, paludisme, alcoolisme, dégénérescence graisseuse. Viti rapporte un cas très curieux d'ulcère duodénal qui a certainement favorisé une rupture intestinale. Voici d'ailleurs cette observation résumée :

OBSERVATION (résumée)

(Vite : *La Riforma Medica*, 1er août 1880)

Homme de 52 ans tombe à la renverse sur un filet plein de fourrage. Au bout de deux jours les douleurs abdominales font place à des signes de péritonite par perforation.

Autopsie. — Péritonite purulente. Ulcération de 3 millimètres de diamètre empiétant sur l'orifice pylorique et présentant une disposition en entonnoir, et se terminant par une perforation de 5 millimètres de long sur 3 millimètres de large. Cet ulcère resté latent jusqu'à l'accident présente tous les caractères d'une lésion en voie de réparation.

CHAPITRE II

Des causes productrices des blessures

La manière dont se produit le traumatisme est fort différente suivant chaque cas particulier. Il nous est possible toutefois de distinguer les agents vulnérants : en agents qui agissent par voie directe, ce sont ceux qui formeront nos quatres premières catégories; en agents qui agissent par voie indirecte ou contre-coup, ils formeront notre dernière catégorie.

Nous aurons d'abord à examiner les agents vulnérants, corps inertes, projetés volontairement ou tombés accidentellement. Cette classe renferme donc tous les cas où la cause de la blessure est soit un corps faisant une chute verticale, par exemple comme une pierre tombant d'une maison, et dont l'effet plus ou moins puissant dépend de la hauteur de la chute et de la masse du corps, soit un corps projeté par la conflagration de poudres, comme les projectiles de guerre ou de chasse, ou par la main de l'homme, comme une pierre lancée par une fronde. Ces corps fournissent une course plus ou moins parallèle au sol, et d'une rapidité dépendant de la vitesse initiale qui leur est imprimée. Ce groupe comprendra également des agents vulnérants un peu particuliers : les timons de voiture et les tampons, dont l'action dépend également de la vitesse imprimée par le moteur vivant ou mécanique. Dans cette catégorie les agents vulnérants sont essentiellement actifs. Il y a surtout choc.

Viennent ensuite les cas où les agents vulnérants sont pour ainsi dire passifs. Nous voulons parler des cas où le blessé est projeté contre eux. C'est le sol la plupart du temps. La violence du choc dépend en ce cas de ces mêmes facteurs indiqués pour les premiers cas des agents vulnérants actifs. Ici toutefois la rencontre d'un obstacle saillant quelconque, tel qu'une barre de fer, un poteau, une chaise, l'angle d'un trottoir, d'un établi, n'est pas sans assombrir le pronostic. Nous placerons aussi à côté des blessures ainsi produites celles qui proviennent du heurt d'un homme marchant à une allure vive et se trouvant arrêté par un obstacle fixe. Cet obstacle peut présenter une saillie effilée, cause d'une blessure plus grave. Tel est le rôle qu'a rempli le brancard d'une brouette subitement arrêtée dans sa course, dans le cas cité par Baudens. Ici le mode d'action est également le choc.

Pour en finir avec les agents vulnérants corps inertes, il nous faut considérer le cas où ces agents sont doubles, et où la plupart du temps l'un remplit le rôle passif comme une masse de terre, et l'autre le rôle actif comme un wagon, ainsi que cela s'est produit dans un cas qu'il nous a été donné de lire.

D'autres fois, au contraire, les deux agents sont actifs comme dans le cas de compression entre deux voitures. Enfin parfois aux effets de la chute du blessé sur le sol viennent se surajouter les effets de la chute d'un corps sur le blessé lui-même. Mais les cas les plus nombreux de cette catégorie sont les cas d'écrasement par le passage de roue de voiture, agent actif, sur le corps d'un individu pressé entre cette roue et le sol, agent passif. Ici également le pronostic dépend de l'intensité de la lésion; si on peut espérer guérir le blessé contusionné par le passage de la roue d'une voiture légère sur le tronc, il n'en est pas de même lorsque l'on a affaire à des véhicules lourdement chargés. Ceux-ci s'accompagnent d'ailleurs le plus souvent de fractures de côtes et souvent même du bassin. L'agent vulnérant agit ici par pression.

Il nous a semblé qu'il était nécessaire de faire entrer dans une catégorie spéciale les blessures produites par les violences d'êtres animés, hommes ou animaux. Ces cas sont d'ailleurs excessivement fréquents et la littérature médicale militaire nous en offre une riche collection, tout au moins en ce qui concerne les blessures par coups de pied d'animaux. Le médecin légiste est fréquemment appelé à constater les effets désastreux que produisent sur leurs semblables l'application de coups de genou, de poing et surtout de pied de la part d'hommes. Les blessures que nous avons ici groupées ont ceci de particulier, c'est qu'elles se produisent avec une très grande rapidité, et que la pression de l'agent contondant sur le corps vulnéré est de très peu de durée. Nous pouvons rapprocher des faits ci-dessus énumérés ceux dans lesquels le corps vulnérant est un corps inerte, mais manié par l'homme.

Enfin la dernière catégorie comprendra les traumatismes qui agissent à distance sur des organes non en contact avec le point vulnéré. Ces blessures qui ne se produisent presque généralement que pour le foie, s'expliquent par la commotion violente qu'éprouvent tous les organes, lorsque le corps est précipité d'une hauteur assez considérable ; l'organe subit un ballottement, il est tiraillé en tous sens par ses ligaments suspenseurs et finit par se déchirer dans les points qui présentent le moins de résistance. Il nous a été possible de trouver une observation de rupture traumatique de l'estomac par choc indirect. La chute avait eu lieu sur les ischions et d'une hauteur assez considérable.

CHAPITRE III

Des lésions des divers organes

La cavité abdominale contient un certain nombre d'organes. Nous étudierons brièvement chacun d'eux en particulier, tout en esquissant à grands traits leurs causes les plus fréquentes, la forme de ces lésions, leur pronostic.

Estomac

Les ruptures traumatiques de l'abdomen par choc direct sont des plus rares. Le plus souvent, les lésions qui résultent de choc à la région épigastrique sont des lésions qui se localisent parfois à la muqueuse. M. Robert dans sa thèse en a résumé un certain nombre de cas : dix-huit. Les symptômes que présentent ces malades sont identiques, quelque gravité que doivent présenter plus tard la blessure, sauf cependant le cas où le sang rendu à flot par la bouche prouve qu'une artère importante a été ouverte et amène une mort presque foudroyante. Dès le début, la douleur est assez intense pour provoquer, ainsi que cela a lieu dans la première observation ci-jointe de Duplay, une syncope. Les vomissements, non de sang, mais de matières alimentaires ou bilieuses, surviennent surtout si le malade est près de son dernier repas. Après un temps plus ou moins long, apparaissent les vomissements de sang de quantité variable et pouvant aller de 350 grammes environ à 1750 grammes. Dans le premier cas le liquide est rendu par régurgitation, dans le second il est rendu par flots. La couleur du sang est d'un rouge plus ou moins artériel, soit fluide soit réuni en caillots, ou bien si le sang a séjourné dans l'estomac sa couleur est d'un noir plus ou moins foncé. L'existence des hématémèses de sang rouge est prouvée par la première de nos observations ci-jointes, celle des hématémèses de sang noir est fournie par la seconde.

OBSERVATION

(Duplay, *Archives générales de médecine*, 1881, t. II)

Marie X..., 26 ans, domestique, entre à la maison de santé le 25 juillet 1876. Il y a trois semaines, la malade, qui était montée sur une table pour accrocher des rideaux, fit une chute dans laquelle la région de l'estomac porta sur l'angle d'une table. La douleur fut assez intense pour provoquer une syncope, et la malade vomit aussitôt le repas qu'elle avait pris trois heures avant, mais elle ignore s'il y avait du sang dans les matières rendues. Les jours suivants, elle garda le lit à cause d'une sensation générale de fatigue qu'elle éprouvait et pendant ce temps elle n'ingéra que du bouillon et un peu de soupe qui furent bien tolérés. Le troisième jour survint un abondant vomissement de sang rouge que la glace arrêta net mais qui se reproduisit les jours suivants. Aucun aliment n'était plus toléré et tout était immédiatement vomi. Cet état persista trois semaines, et détermina une faiblesse et un amaigrissement notables. A l'entrée à l'hôpital on ne constate pas de tumeur à l'épigastre. La pression en ce point déterminait une douleur assez vive, s'irradiant dans le dos : il existait en outre une douleur spontanée peu vive avec irradiation en arrière. Le régime lacté et l'eau de Vichy, tolérés à la condition d'être précédés de l'injection de quelques gouttes de laudanum, atténuent et font disparaître ces accidents. Un peu d'appétit.

Quelques jours après la malade voulut prendre du chocolat. Les douleurs et les vomissements, dans lesquels on constata de nouveau la présence du sang, reparurent. La malade reprend son traitement, sort de l'hôpital, et sept semaines après, elle pouvait prendre des potages et boire du vin sans qu'il en résultât douleurs, nausées ou vomissements.

OBSERVATION

(Duplay : *Archiv. gén. méd.*, 1881, t. II)

L. P... entre dans mon service le 3 décembre 1879.

Agé de 48 ans, d'une bonne santé habituelle. Pas d'alcoolisme.

Cet homme est tombé il y a six semaines, en avant, renversé par une voiture. Dans cette chute la région épigastrique porta violemment sur le sol. Le malade avait mangé quatre heures avant l'accident. Il n'éprouva d'abord qu'une douleur peu intense, n'eut pas de vomissements et put gagner son domicile à pied. Le lendemain matin les douleurs à la région épigastrique étaient plus intenses, il survint quelques vomissements renfermant du sang noir coagulé. Les jours suivants les mêmes vomissements se reproduisent. Il y avait de l'inappétence, de la soif, et l'ingestion des liquides même était douloureuse. L'inappétence persista et le malade se mit au régime lacté, eau de

Vichy, quelques gouttes de laudanum. Au bout de quinze jours les vomissements cessaient, l'appétit était revenu. Le malade recommença à travailler. Sans cause connue, les mêmes symptômes se manifestèrent de nouveau. L'appétit disparut, le malade fut repris par des vomissements, ne renfermant pas d'abord de sang, ni de matières noirâtres. Le lendemain de son entrée à l'hôpital on examine les matières rendues par le vomissement, et on y constate la présence en quantité notable de substance noirâtre analogue à du marc de café. Ces vomissements se produisent à différentes reprises. Douleurs intenses siégeant à la région épigastrique, s'irradiant dans le dos, privant le malade de sommeil, et ne se calmant que dans le décubitus sur le ventre. A l'exploration de la région épigastrique on ne découvre pas de tumeur, elle ne provoque pas de douleur. Régime lacté et eau de Vichy, amélioration continue et progressive pendant deux mois. Guérison.

Dans sa thèse, M. Derouet, au dire de M. Robert, admet la possibilité des contusions de l'estomac par contre-coup, il appuie son opinion sur un fait de Devergie qui n'est point bien probant puisqu'on y relève une phrase dans laquelle il dit : « On ignore comment la chute a eu lieu, sur la tête ou sur les pieds. »

Il semble, en effet, qu'il eût été utile de préciser davantage la façon dont s'est produit la chute. Aussi M. Robert révoque-t-il en doute les blessures de l'estomac par contre-coup. Nous ne partagerons pas son avis, et l'observation suivante nous permet désormais de croire à l'existence de ces blessures.

OBSERVATION (résumée)

(Paul Thiery : *Bull. Soc. Anat.* 3 mai 1889)

G..., 38 ans, peintre en bâtiments. Bonne santé antérieure, tombe d'un échafaudage de la hauteur du troisième à terre. Il tombe assis, les ischions portant seuls sur le sol. Etat grave, malgré la lucidité intellectuelle, lèvres décolorées, la face couverte de sueurs froides,a uriné quelques temps avant l'accident. Un premier cathétérisme ne donne qu'une quantité minime de sang caillé, 150 grammes d'urine mélangée de sang. Quelques vomissements. Nulle trace de fracture. Mort sept heures après l'accident.

Autopsie. — Rien du côté du cerveau et de la cage thoracique teinte ecchymotique au niveau des ischions et sur la peau des fesses. Léger épanchement pleural. L'abdomen est le siège d'une tympanite considérable, dégagement très abondant de gaz intestinaux. Sur le grand épiploon, entre ce viscère et la paroi, quantité notable de matières alimentaires non digérées. Le grand épiploon est noirâtre, injecté, couvert de détritus alimentaires, le petit épiploon limite une masse alimentaire épanchée entre le foie et l'estomac. Le premier de ces viscères présente une éraillure sur sa face convexe, et près du bord antérieur une fêlure et une craquelure d'aspect stellaire. Les autres organes de l'appareil digestif sont sains. Aucun épanchement dans le petit bassin. La vessie, les uretères, le rein droit sont sains.

Le rein gauche présente une diffusion sanguine entre la capsule propre du rein, qui n'est pas intéressée, et l'enveloppe celluleuse. Légère solution de continuité du hile. Fracture sans grand déplacement de la branche du pubis. L'estomac peu dilaté a 25 centimètres de la grosse tubérosité au pylore, 11 centimètres de la grande à la petite courbure. La solution de continuité que présente l'organe a, suivant le grand axe, 4 centimètres pour la muqueuse, 5 centimètres et demi pour la musculeuse ; suivant le petit axe 2 centimètres et demi pour la première, 3 centimètres pour la seconde. La déchirure est légèrement oblique de haut en bas et de gauche à droite.On constate la parfaite intégrité de la muqueuse stomacale sauf au point rupturé.

En somme ces traumatismes au niveau de l'épigastre ayant provoqué des lésions des parois stomacales ont deux façons de se terminer : ou bien une cicatrisation rapide, ou la formation d'ulcères simples qui traités par le régime lacté ont une évolution plus favorable que les ulcères spontanés, grâce sans doute au bon état de la muqueuse.

Foie

Le foie est, après l'intestin, l'organe le plus sujet aux blessures. Bien qu'il occupe une place moindre que ce dernier, il est presque aussi souvent atteint, car il ne peut se dérober aux coups qui l'atteignent. De plus son poids et ses moyens d'attache l'exposent à des lésions par contre-coup. Ces lésions par contre-coup entrent pour une bonne part d'ailleurs dans la statistique des blessures du foie. Heinzelmann, de Munich, dans une étude complète faite sur ce sujet, prétend avoir trouvé, sur 151 cas de rupture ou blessure du foie, 52 cas où la lésion est due à des chocs par contre-coup.

Les différents lobes du foie sont atteints dans des proportions fort différentes. En effet, si nous consultons la statistique de Ludwig Mayer, nous trouvons que le lobe droit a été atteint 54 fois, le lobe gauche 10 fois et le lobe moyen 21 fois.

Comme dans les lésions intestinales, il est difficile de faire un diagnostic dès le début. Les signes locaux de la lésion du foie sont masqués par les symptômes généraux de l'ébranlement du système nerveux que ceux de l'hémorragie viennent trop souvent aggraver. Ces lésions présentent un aspect quelque peu différent, suivant l'agent producteur du traumatisme. Si la lésion est due à un choc léger, on ne trouvera que des ecchymoses, des épanchements sous-capsulaires de forme allongée ou quelques collections sanguines profondes de dimensions variables, ou bien la capsule de Glisson sera intéressée et avec elle une très mince épaisseur du parenchyme hépatique. Dans les cas où le choc plus violent est dû à un corps de petite dimension et agissant surtout par choc, on a la plupart du temps une lésion centrale, d'où partent, à la manière de rayons, des fissures plus petites. S'il agit au contraire par sa masse, la pression déterminera des craquelures en quantité innombrable, et même pourra réduire le parenchyme de l'organe en bouillie.

Ainsi que l'ont prouvé les expériences de Terrillon, les blessures du foie sont peu dangereuses et se guérissent facilement par cicatrisation lorsque la capsule est atteinte. Cette terminaison favorable est un peu plus lente lorsque le parenchyme est intéressé. Mais ce qui donne aux lésions hépatiques leur caractère redoutable c'est l'hémorrhagie.

Certains admettent la possibilité d'une rupture du foie par effort musculaire. Le Dr Gérard, de Gray, faisait paraître en 1836 une observation d'ailleurs peu concluante qui viendrait à l'appui de cette thèse. Dans sa thèse le Dr Hugo Heinzelmann cite également un cas aussi peu probant que le premier à l'appui de cette opinion. Aussi jusqu'à nouvel ordre considérerons-nous les déchirures du foie par ce mécanisme comme impossibles.

La première des observations qui suivent montrera l'effet foudroyant d'une hémorrhagie abondante à la suite d'une chute.

OBSERVATION (résumée

(*Registre de l'hôpital maritime de Cherbourg*)

L... Charles, 23 ans, soldat, décédé des suites d'une chute de 12 mètres de hauteur.

Autopsie. — Epanchement considérable de sang noir et fluide. Le foie est sillonné de cicatrices et de crevasses, le lobe droit en a à ses faces supérieure et inférieure. Le lobe moyen est en bouillie ; il est impossible de retrouver la veine porte. Lobe gauche intact.

L'autre montrera la possibilité de la guérison des lésions même étendues du foie, lorsque cette blessure ne vient pas à se compliquer d'hémorragie.

OBSERVATION (résumée)

(HANULLON : *Weekly medical Review, octobre 1890*)

P..., robuste mulâtre, fait une chute du haut d'un cinquième étage sur une barre de fer, il reçoit un coup violent dans la région lombaire droite, mais peut néanmoins se cramponner à cette barre. Il fut pris de nausées d'un état lypochimique, mais pas de vomissements ni de syncopes. Vive douleur dans la région lombaire et l'hypocondre droit qui n'étaient le siège d'aucune plaie ni contusion. Le cathétérisme permet l'évacuation d'une urine sanglante. Matité due à un épanchement dans la région lombaire à droite jusqu'à la ligne axillaire, sanguin probablement, et d'origine rénale. Le lendemain, vives douleurs, soif ardente, nausées, abdomen distendu sensible à la pression. Matité des deux côtés jusqu'à mi-hauteur. L'hématurie continue. Opération. Epanchement sanguin très abondant, déchirure large du foie près de sa portion externe. Tamponnement. Pansement. Guérison.

L'observation qui suit est curieuse à plus d'un titre et montre bien la différence de rapidité qui existe entre la cicatrisation des blessures capsulaires et des blessures sous-capsulaires.

OBSERVATION

(Maubrac : *Gazette médicale de Paris* 18 septembre 1886)

H. A... 23 ans, le 1er mars, renversé par un omnibus, une roue lui passe sur le corps au niveau du bassin. Douleur très légère à l'hypocondre droit ; région hypogastrique très douloureuse. Le malade a uriné quelques instants avant l'accident. Ténesme vésical et anal. Constipation et anurie. Le cathétérisme donne 150 gr. d'urine sanglante. Le 2 mars, plus de ténesme, le cathétérisme donne 200 gr. d'urine à odeur spermatique qui s'échappe avec force de la sonde. Le soir, le cathétérisme donne 850 gr. d'urine non altérée. Le 3, urine brune teinte subictérique. Le 4, cathétérisme 400 gr. d'urine sans pus ni mauvaise odeur. Le 6, la température monte à 39° ; urine claire. Le 7, prostration, urine ammoniacale, température au-dessous de 37° ; pouls 116. Le 8, dyspnée congestion du poumon droit, cyanose, urines purulentes. Mort.

Autopsie. — Anses intestinales adhérentes surtout à droite. Sur la face convexe du foie, sillon, trace de rupture parallèle au bord antérieur longue de 24 centimèt. ; en son milieu aboutit un autre sillon perpendiculaire formant un *Y* ; le sillon est jaunâtre ; les lèvres en paraissent réunies. La rupture supérieure qui a intéressé la capsule de Glisson est cicatrisée ; au point de réunion des deux branches de l'*Y*, noyau cicatriciel ; autour sont deux foyers sanguins, traces de ruptures profondes, noirâtres, entourés d'une zone rouge carminée. Sur le lobe droit un foyer sanguin est situé autour d'une veine sus-hépatique intacte. Traces de péritonite à droite, pas de ruptures des anses intestinales, mais ecchymoses sur quelques-unes, surtout sur le cœcum, l'*S* iliaque, le rectum.

Au niveau du petit bassin les anses d'intestin grêle, accolées, soudées entre elles et à l'*S* iliaque, forment une voûte complète, au niveau du détroit supérieur isolant de la cavité péritonéale une cavité nouvelle parfaitement close, située au-dessous, contenant, mélangée à du pus, de l'urine qui s'échappe avec force de l'ouverture que l'on vient de créer. Le vessie présente sur sa face antéro-supérieure, sur la portion péritonéale, une déchirure transversale de 6 centimètres se dirigeant en arrière; cette rupture, incomplète sur 2 centimètres, n'intéresse que la séreuse et les fibres musculaires superficielles. Pas de fracture au bassin.

Enfin, les infanticides ont donné lieu à un certain nombre d'expertises médico-légales fort délicates. M. Percheron en rapporte un certain nombre dans sa thèse. Sauf en un seul cas où l'agent vulnérant était une bêche, c'est à la pression manuelle que l'on doit attribuer les lésions, toutes rapidement mortelles,qui ont été signalées. Il indique aussi la possibilité de la production de semblables lésions dans le cas où l'on fait une manœuvre obstétricale, connue en Allemagne sous le nom de balancement de Schultze. La pratique de cette manœuvre n'est pas sans inconvénient puisque dans deux cas elle a pu être incriminée.

Aux blessures du foie se rattachent celles des voies biliaires. Ces blessures sont fort rares, et Routier, dans son travail, déclare n'en avoir trouvé que six cas dans la littérature médicale depuis 1813.

Les blessures des voies biliaires sont très rares et généralement bénignes. En effet l'épanchement de bile dans le péritoine, bien qu'il n'ait pas de tendance à se résorber, ne provoque pas de réaction péritonéale intense. C'est du moins ce que l'on peut constater dans le cas de Routier et dans les autres cas qu'il a pu trouver dans la science. Les expériences de Rodolfo Schwartz en 1889, permettent d'ailleurs de prévoir les conséquences d'un épanchement biliaire dans le péritoine. En outre, les blessures des voies biliaires présentent aussi ceci de particulier, c'est la rapidité avec laquelle s'opère leur réparation, à tel point qu'il a été impossible d'en retrouver la trace, lorsque l'on a été mis dans la nécessité d'opérer les blessés.

Voici l'observation de Routier et une de celle qu'il rapporte.

OBSERVATION (résumée)

(Routier : *De la rupture des voies biliaires consécutives aux contusions abdominales*. — *Bulletin de la Société de chirurgie,*, t. XVIII. 4e série, 1892).

Pendant ces vacances, on m'apporta à l'hôpital Cochin un enfant de douze ans avec tous les signes d'une péritonite. Trois jours auparavant il avait reçu d'un petit camarade un violent coup de pied sur la région hypogastrique droite, il avait ressenti une vive douleur, avait perdu connaissance et n'avait pas tardé à vomir. Puis le ventre s'était mis à gonfler, les vomissements étaient devenu incessants. Le 3 août, quand je le vis pour la première fois, le ventre était uniformément ballonné, sensible partout, mais plus particulièrement dans la région sous-hépatique; la langue était sèche, le pouls rapide et petit, la température élevée, les vomissements bilieux, porracés; mais l'enfant avait rendu des gaz depuis son arrivée à l'hôpital. En trois jours les symptômes s'amendèrent; l'intestin se mit à fonctionner. L'enfant alimenté avec modération quitte l'hôpital le sixième jour. Le 26 août on le ramène à Cochin. Le soir même de sa sortie il avait été repris de douleurs et de vomissements, mais bientôt tout s'était apaisé de nouveau et quinze jours après l'enfant se levait et sortait. Lorsqu'on le ramena le 26, il avait été subitement repris sans cause apparente de coliques, de vomissements et de diarrhée ; le facies était grippé, le pouls petit ; le ventre gonflé et douloureux contenait, outre des intestins ballonnés, du liquide en assez grande abondance, surtout dans la région hypogastrique droite primitivement. Dès le lendemain de son entrée, cette péritonite avec épanchement évoluait comme une péritonite subaiguë. Cet enfant avait fait une chute sur le ventre à l'âge de sept ans. Opération. A l'ouverture de la cavité péritonéale écoulement d'un liquide vert bouteille environ un litre et demi, analogue à de la bile.

Ce liquide était répandu dans tout le ventre. La principale collection, limitée par d'épaisses fausses membranes, était dans le flanc droit, siège du traumatisme. L'intestin grêle était solidement adhérent à la ligne médiane, au bas pas de trace de péritonite. Guérison.

OBSERVATION (résumée)

(HERMES : *Berlin. Klin. Woch.* 1892)

Jeune homme. Reçoit un coup de timon de voiture dans le flanc droit. Douleur vive, ballonnement du ventre. Constipation, puis diarrhée. Quelques jours après l'état s'aggrave, le ballonnement augmente, dyspnée intense. Ponction exploratrice, évacuation de deux litres de liquide brunâtre semblable à de la bile. Opération. Evacuation de plusieurs litres de bile. Guérison.

Rate

Frappé de la grande léthalité que causaient les ruptures de la rate, chez les soldats paludéens de l'Algérie, Colin dès 1855, considérait les ruptures de la rate comme fatalement mortelles. Il partage du reste cette opinion avec les médecins qui ont exercé dans les pays à malaria comme Pellereau à l'île Maurice et Norman Chevers dans l'Inde. Pour Bellien qui a basé son étude sur 400 cas de déchirure de la rate, cet organe ne peut se déchirer que s'il était malade auparavant, mais par contre les traumatismes peuvent produire sur la rate des hématomes et sur une même rate on peut en observer de date plus ou moins ancienne, ainsi que le prouve l'examen microscopique des caillots. Vincent cependant admet des cas de guérison rares il est vrai, et indique la possibilité de ce résultat par la formation d'un caillot fibrineux, ainsi que cela a dû se produire dans l'observation ci-après résumée. A moins qu'il ne s'agisse là d'un de ces hématomes dont parle Bellien.

OBSERVATION (résumée)

(Kolomau Muller : *Pesth Medical-Chirurgie* in *Jeune Presse médicale*, 1876).

N. A..., cocher, entre à l'hôpital de Rochos, le 12 novembre 1875. A reçu la veille un coup de pied de cheval. Perte de connaissance. Le malade, robuste, est dans un état d'anémie extrême, facies altéré, peau et muqueuses exsangues, extrémités froides, voix faible, respiration anxieuse, pouls filiforme. Douleurs spontanées et provoquées de la région splénique, très vives. Bruit du cœur faible. Matité splénique depuis les fausses côtes. Température 36°8. Le 20, le malade peut quitter l'hôpital.

Toutefois le cas suivant rapporté par Vincent tendrait à prouver que c'est bien ce mécanisme qui peut permettre d'espérer voir un blessé se rétablir.

OBSERVATION (résumée)

(Vincent : *Revue de chirurgie*, 1893, p. 579, *Des ruptures de la rate; réflexions sur le pronostic et le traitement*).

Louis A..., garçon coiffeur, 19 ans. Chute le 21 mai du haut d'un mur de 3 mètres sur un sol caillouteux. Perte de connaissance. Puis le malade vient à l'hôpital. Douleur localisée septième espace intercostal et rebord gauche des fausses côtes. Irradiation de l'hypocondre gauche. Ni contusion ni érosion sur le ventre. Pas de troubles des organes digestifs. Fièvre le 22. Les deux jours suivants, douleurs très vives. A dix heures du soir, le 24, respiration haletante, pâleur, sueurs. Mort.

Autopsie. — Cavité abdominale, 2 à 3 litres de liquide. Rate, 720 gr. Se trouve au milieu d'une masse de caillots. Face concave, déchirure allant de la moitié du bord antérieur au centre, longue de 7 cm., large de 1 cm. 05, recouverte à sa partie interne d'un léger exsudat fibrineux. Sur la face convexe, énorme déchirure large de 2 à 5 cm., dont la profondeur est comblée par un caillot se confondant avec la masse environnante. Rien aux autres viscères.

D'après ces auteurs les symptômes de la rupture de la rate seraient, outre les symptômes de toute abondante hémorragie interne, une douleur passagère dans l'hypocondre gauche. Si cette douleur fait défaut, elle indique une rupture très étendue, ayant amené la perte de la connaissance ainsi que le prouve d'ailleurs l'observation qui précède. Le plus souvent le blessé porte la main au côté gauche, la respiration est haletante. Il y a du collapsus, de l'incontinence d'urine et de matières fécales, du refroidissement des extrémités et même on a noté de l'émission de sperme. La mort survient souvent foudroyante, généralement très rapide, rarement la survie est de quelques jours. Le cas cité par Barrallier est curieux, car nous voyons le malade survivre douze jours à un écrasement presque complet de la rate, grâce à la formation d'adhérences avec tous les organes voisins. Là, comme partout d'ailleurs, la rate est augmentée de volume.

OBSERVATION

(**Barralier** : *Contribution à l'étude des ruptures spontanées de la rate. — Archiv. gén. méd.*, 1888, t. II).

Le nommé Ringade, ouvrier de l'arsenal de Rochefort, âgé de 54 ans, usé, alcoolique, ayant eu de fréquents accès de fièvre paludéenne, entre à l'hôpital de la marine le 14 janvier 1878; il était tombé de sa hauteur deux jours avant; le côté gauche de la base de la poitrine au niveau du rebord des côtes avait porté sur l'arête d'une chaufferette métallique; il en était résulté une forte contusion suivie d'une très vive douleur. A l'arrivée à l'hôpital on constate que la douleur est limitée dans un espace circulaire de 6 à 7 millimètres de diamètre correspondant à la place habituelle de la matité splénique, un peu en avant; il n'y a ni ecchymose, ni lésions des côtes, ni aucune trace extérieure du coup reçu. La malaxation graduée et prolongée de la région, d'abord très difficilement supportée, éteint momentanément la douleur. Instinctivement le malade maintient le thorax immobile et ne respire que par la partie supérieure du thorax; la douleur est très vive sous l'action du plus léger mouvement; pas de sommeil; anorexie; tremblements alcooliques, hallucinations nocturnes. L'examen de la poitrine décèle l'existence d'un ancien catarrhe; au côté gauche la respiration s'étend jusqu'au niveau de la septième côte dans la ligne axillaire; au-dessous la matité est complète; le cœur est refoulé à droite; un peu d'œdème à la base du thorax.

Le 23 janvier, accès de fièvre débutant par des frissons prolongés, douleur très vive pendant l'accès. Température 39° 5. Respiration 48.

Le 24 au matin apyrexie. Température 37° 3. Respiration 45. Le soir, accès plus intense que celui de la veille; la ligne de matité n'a pas changé. Le 25 au matin, apyrexie, oppression très marquée, la douleur est devenue plus vive; 60 respirations; à 9 heures, frissons très prononcés, accès de fièvre plus violent que celui du 24; à 4 heures du soir la matité s'élève jusqu'à l'angle de l'omoplate; l'œdème de la paroi thoracique est très prononcé. Le 26 au matin matité absolue dans tout le côté gauche de la poitrine.

Mouvements respiratoires courts, précipités, pouls filiforme, asphyxie imminente. Ponction. Mort à 3 heures de l'après-midi.

Autopsie. — Le foie est congestionné, légèrement graisseux. La rate, énorme, refoulée en haut, coiffée par le diaphragme auquel elle adhère par les fausses membranes assez résistantes, occupe à la base du thorax un espace considérable où elle est immobilisée par des adhérences avec tous les organes voisins; la capsule est épaissie et enflammée, la rate se déchire avec facilité; un stylet introduit par l'ouverture faite par le trocart arrive, à la partie supérieure externe de cet organe, dans une cavité de la grosseur du poing, causée par une rupture sous-capsulaire du tissu splénique, la capsule étant partout continue et très épaissie. La rate a 40 centimètres sur 30 centimètres, du poids de 1000 grammes; son tissu est écrasé, en bouillie, mêlé de gros caillots noirâtres.

Le diaphragme est attaché par des membranes de nouvelle formation à l'extrémité supérieure et à toute la face externe de la rate; le tissu musculaire est altéré. La surface pleurale de ce muscle à gauche a la forme d'une calotte sphérique bombant dans la cavité de la plèvre et refoulant le cœur à droite; le sommet de cette espèce de dôme affleure le plan horizontal du cinquième espace intercostal. La cavité pleurale est pleine d'un liquide citrin, non purulent; le poumon tassé est refoulé dans la gouttière vertébrale; la plèvre diaphragmatique est dépolie, tomenteuse et soudée par un relief circulaire néo-membraneux à la plèvre pariétale, convertissant ainsi la cavité thoracique gauche en deux poches : la supérieure, la plus vaste, remplie par un épanchement récent; l'inférieure, demi-annulaire, constituée par le cul-de-sac pleural, parfaitement intact, sans une goutte de liquide et mesurant 8 centimètres de hauteur. Le péricarde et tout le cœur graisseux, un peu hypertrophiés, sans lésions des orifices ou des valvules.

Il nous faut noter toujours au dire de Bellien, que la présence d'un nombre variable d'hématomes de la rate dus à des traumatismes répétées est une fâcheuse cause prédisposante à la rupture ultérieure de l'organe.

C'est un fait qui ne devra pas échapper au médecin légiste et qu'il lui sera permis de constater comme nous l'avons dit par l'examen microscopique des caillots.

A l'examen du cadavre, on note une rigidité cadavérique précoce, survenant toujours une heure après la mort; un épanchement sanguin toujours très abondant; une putréfaction tardive.

Enfin le cas suivant, qui a fait le sujet d'une note de M. le Dr Coutagne, permet de ranger les ruptures de la rate dans les cas exceptionnels d'infanticide.

OBSERVATION (résumée)

(Coutagne : *Note sur un cas de déchirure traumatique de la rate chez un enfant. Lyon Médical 31 décembre 1890*)

Enfant du sexe masculin de dix jours environ. Présentait des fractures du crâne, des infiltrations sanguines du cuir chevelu et des méninges. Ecchymose à la surface des poumons, du péricarde et des gros vaisseaux. L'abdomen contient un épanchement de 150 gr. Le tube digestif nage au milieu de sang liquide entremêlé de caillots. La rate est normale, sa face externe est divisée à sa partie moyenne par trois déchirures transversales, réunies par une fissure verticale. Deux de ces lésions ont intéressé tout l'organe, la capsule de la face interne étant elle-même incomplètement dilacérée. Ecchymose de la dimension d'une lentille dans le tissu cellulaire sous-cutané.

Intestins

De tous les organes contenus dans la cavité abdominale c'est l'intestin qui est le plus souvent atteint. Ceci ne doit pas nous étonner, si nous considérons la position superficielle de ce viscère qui n'est protégé que par les muscles de l'abdomen, et la place qu'il occupe dans la cavité abdominale. Les différentes portions du tube intestinal ne sont pas atteintes dans les mêmes proportions. Chavasse donne dans son travail, publié en 1884, et qui portait sur plus de 150 observations, l'ordre de fréquence des parties atteintes, les parties moyenne, supérieure et inférieure de l'intestin grêle, le côlon, le duodénum, le cœcum, l'os iliaque. Le degré de gravité des perforations, ruptures ou déchirures intestinales, est en raison de la plus ou moins grande proximité de l'estomac. C'est ainsi que les ruptures du duodénum sont rapidement mortelles. Sur sept cas rapportés par l'auteur cité plus haut, la survie n'a pas dépassé vingt-quatre heures pour cinq des blessés ; un seul est arrivé au troisième jour ; quant au dernier, il a survécu dix jours, mais il est juste de dire que la perforation était incomplète ; pour la partie supérieure de l'intestin grêle la mort est aussi rapide puisque sur 17 cas pas un seul ne dépasse le troisième jour ; pour la portion moyenne, la survie est d'un à quatre jours ; pour la partie inférieure la survie augmente de durée. Il en est de même pour le gros intestin. Mais ce qui assombrit fatalement le pronostic c'est l'épanchement de matières fécales dans le péritoine. D'ailleurs il est impossible de diagnostiquer cet épanchement fécal puisque tous les cliniciens sont d'accord pour dire qu'il n'existe pas même de signes pouvant permettre de diagnostiquer de bonne heure une perforation intestinale. On est donc dans la nécessité d'attendre afin de faire le départ entre ce qui revient à la réaction péritonéale et à l'infection générale. Mais généralement le choc et les phénomènes qu'il produit sont nuls ou légers dans les blessures de l'intestin. Il est rare qu'il y ait perte de connaissance comme dans les deux observations suivantes, encore dans le cas de Reboul l'homme était-il ivre.

OBSERVATION

(Reboul : *Marseille médical 1891, t. XXVIII*)

Entré à l'Hôtel-Dieu de Marseille à 5 heures du soir, X... venait d'être renversé à 4 heures par une voiture légère. La roue de la voiture a traversé l'abdomen en écharpe, au niveau des fausses côtes et de l'ombilic. Le malade ne peut se relever et perd connaissance. A son arrivée X..., qui d'ailleurs était ivre au moment de l'accident, est dans la stupeur ; vomissements fréquents. Pendant la nuit vomissements fréquents. Le 5 mai au matin, 17 heures après l'accident X... est dans la somnolence, on ne peut que difficilement le réveiller et obtenir des réponses. Il accuse de vives douleurs à l'ombilic, augmentées par la palpation. Fracture de la dixième côte. Pas de ballonnement du ventre, fracture dans les parties déclives. Vomissements jaune verdâtre très fréquents, hoquets. Dyspnée extrême. Langue sèche, soif vive, abaissement de la température, pouls petit, fréquent. Facies péritonéal, cyanose, refroidissement. Mort 19 heures après l'accident.

Autopsie. — Pas de lésions de la paroi abdominale. Le péritoine contient une collection sanguine abondante, contenant des matières intestinales. Le grand épiploon est rouge, ecchymosé. Au niveau de l'ombilic les anses intestinales sont agglutinées et congestionnées. Au devant de la colonne vertébrale deux perforations ; l'une ovalaire à grand diamètre, parallèle à l'axe de l'intestin, siège sur la troisième portion du duodénum, la solution de continuité a 4 millimètres de long et comprend le tiers de la circonférence de l'intestin, la muqueuse renversée du côté de la séreuse forme un bourrelet saillant ; l'autre plus étendue siège sur une anse du jéjunum située immédiatement au-dessous, elle mesure 10 cent., son grand axe est parallèle à celui de l'intestin, elle intéresse les deux tiers de la circonférence de l'intestin. Elle est divisée en deux orifices ovalaires par les tuniques intestinales, formant bandelettes, qui ont résisté. La muqueuse renversée en dehors forme également bourrelet. Légère éraillure du mésentère au niveau de la lésion du jéjunum. Rien au foie, à la rate, aux reins. Fracture de la dixième côte.

OBSERVATION

(Jalaguier : *Bulletin de la Société de chirurgie*, 1891, t. XVII, p. 800, 4e année)

Il s'agit d'une vigoureuse jeune fille de 12 ans qui, le 19 août dernier, glissant sur un trottoir, eut la région cœcale heurtée violemment par l'un des angles d'une planche d'étalage. La douleur fut très vive et l'enfant s'évanouit. Rapportée chez ses parents, les douleurs se généralisèrent à tout l'abdomen ; en même temps apparurent des vomissements, d'abord alimentaires, puis bientôt porracés. Malgré le traitement, les accidents persistèrent en s'aggravant pendant cinq jours. Le 24 août dans la journée l'enfant fut apportée à l'hôpital Nouveau. L'abdomen tout entier était météorisé et la pression très douloureuse, surtout dans la région sous-ombilicale. Submatité très vague au-dessus des arcades crurales. Légère dilatation des veines sous-cutanées abdominales. Pas d'œdème de la paroi. Depuis l'entrée à l'hôpital les vomissements avaient persisté, de même de la diarrhée. La température qui la veille atteignait presque 39° n'était plus que de 37° 5. Opération. Incision sous-ombilicale. Le péritoine parectal était adhérent à l'épiploon enflammé, adhérent lui-même aux anses intestinales. En décollant l'épiploon de haut en bas jusqu'à deux travers de doigt au-dessus du pubis, je pénètre dans une vaste cavité d'où s'échappe du pus infect mélangé de gaz, et contenant quelques débris fécaux. Lavage de cette cavité qui comprenait le bassin et les flancs en remontant jusqu'au niveau des reins ; sa paroi supérieure était formée par les anses intestinales agglutinées en paquet et recouvertes par l'épiploon. Le cœcum soulevé était couché transversalement au-dessus du pubis, de telle sorte que son fond avec l'appendice, d'ailleurs sain, étaient à gauche; ils étaient en outre adhérents à l'intestin grêle. Le cœcum relevé, je vis des bulles de gaz s'échapper d'une fissure placée sur sa paroi postéro-inférieure et masquée par des exsudats fibrineux concrets. Pansement. Guérison.

Les observations qui suivent montrent que l'état général des blessés n'est pas une indication précieuse pour le diagnostic prématuré de la lésion intestinale et le pronostic. Dans deux de ces observations, le choc est très léger; aussi voyons-nous le malade de Boiffin survivre six jours à sa blessure. Il est probable que le malade de Nimier n'aurait pas eu une fin si prompte si le péritoine n'avait été envahi par un épanchement fécal. Dans les quatre autres au contraire le choc est violent, le sujet est renversé à terre, parfois il est obligé de s'étendre pendant un temps plus ou moins long, mais il ne tarde pas à se relever pour gagner, soit seul, soit soutenu, l'endroit où il se fera soigner.

Voici d'abord les observations dans lesquelles le choc est très léger.

OBSERVATION

(NIMIER : *Archives de médecine et de pharmacie militaires*, t. XXII, 1893)

Le 16 décembre 1892, à six heures du matin. Le cavalier P... passant derrière sa jument pour la seller, reçoit une ruade. Sur le moment la douleur est assez légère pour que l'homme veuille monter à cheval, et c'est seulement sur l'ordre de son sous-officier qu'il se décide à se faire porter malade. A huit heures il entre à l'hôpital. Le médecin constate que le ventre du blessé ne présente rien d'anormal; son état général est bon, il en est de même du pouls. Cependant P... vient d'avoir des vomissements alimentaires, il accuse de vagues coliques, il n'a pas été à la selle et n'a pas uriné depuis son accident. Le soir la température est de 39°,5; le malade a uriné, il a eu une selle normale et vers quatre heures des vomissements bilieux. Il souffre peu du ventre, le pouls reste bon. La nuit est assez bonne. P... a reposé un peu, il n'a plus vomi. Le 17 au matin, la température est de 39°,2, le pouls est devenu petit. Le soir vers quatre heures, vomissements fécaloïdes, pouls imperceptible, température 39°,6 facies abdominal. Le malade se trouve très bien et demande à manger. Il meurt subitement à huit heures du soir, trente-huit heures après l'accident.

Autopsie. — La paroi abdominale ne présente aucune trace de contusion, le ventre est ballonné, et au moment où on l'ouvre il s'en échappe une grande quantité de gaz fétides, et en abondance il s'écoule du liquide trouble sanguinolent, contenant des matières fécales. La péritonite est généralisée. Les intestins sont tapissés de fausses membranes, épaisses et très adhérentes. Un peu au-dessus de l'ombilic, juste sur la ligne médiane, on trouve en arrière du colon transverse une anse de l'intestin grêle laquelle présente sur son bord libre une perforation circulaire du diamètre d'une pièce de deux francs. Trois autres anses intestinales offrent des ecchymoses, des infiltrations sanguines, les escharres atteignent 2 à 3 millimètres de longueur, allongées suivant l'axe de l'intestin et sur son bord libre. Les autres organes abdominaux sont sains.

OBSERVATION

(Boiffin : *Congrès de chirurgie*, 1893)

Un homme de 33 ans reçoit un coup de pied de cheval dans l'abdomen; le choc n'a pas été très violent, l'homme n'est pas tombé, il n'a pas perdu connaissance. La douleur au point contus persistant, il est conduit à l'hôpital, où l'on applique le traitement médical. Le lendemain le malade n'éprouve pas de douleurs spontanées, pas de nausées, pas de vomissements, pas de ballonnement du ventre; mais le facies est légèrement grippé, il y a de l'agitation, une soif vive, la respiration est fréquente, le pouls est petit et la température tombe à 36°,5. Etat stationnaire les jours suivants, le troisième jour le ballonnement du ventre apparaît, le quatrième les nausées et les vomissements. Enfin, le cinquième, la situation s'aggrave rapidement, la température atteint 39° et le malade meurt le sixième jour après l'accident.

Les observations qui suivent ont trait à des blessés ayant éprouvé un choc violent mais dont l'état général au premier abord ne semble pas bien grave.

OBSERVATION

(Nimier : *Archives de médecine et de pharmacie militaires*, t. XXII, 1893.)

Le 4 décembre 1891, à onze heures et demie du matin, le cavalier M... reçoit dans le bas-ventre une ruade qui le renverse; il peut se relever pour aller s'étendre sur une botte de paille, puis, avec l'aide de camarades, il gagne l'infirmerie. Le médecin-major, mandé aussitôt, trouve le blessé dans l'état suivant : facies normal, pas de stupeur ni de tendance à la syncope, pouls bon mais assez rapide, respiration un peu retenue, douleur abdominale exagérée par la pression; le ventre n'est pas tuméfié; il n'y a pas eu de vomissements, l'homme se trouvait encore à jeun au moment de l'accident. Dans la soirée, la température atteint 37°6. La nuit est assez bonne; cependant le malade a fréquemment réclamé à boire. Un vomissement survient à cinq heures du matin (5 décembre); à la visite, température de 38°3, le visage est pâle, perlé de sueurs, non grippé mais un peu angoissé; le ventre est dur, un peu ballonné, très douloureux; la respiration courte et rapide, la soif toujours vive. A l'arrivée à l'hôpital, à dix heures, M... a le facies anxieux et abattu; léger refroidissement des extrémités; respiration fréquente et superficielle; pouls petit et rapide; douleurs vives dans toute la moitié inférieure de l'abdomen, qui est plutôt tendu que ballonné et ne présente aucun signe physique d'épanchement intrapéritonéal. Le malade a uriné dans la nuit, il n'a pas eu de garde-robe depuis l'accident, les vomissements ne se sont pas répétés. A deux heures de l'après-midi, un mieux sensible s'est produit; les souffrances sont bien moindres, la face a perdu sa pâleur, le pouls se relève, la respiration reste toujours fréquente. La température est de 37°9. Le ventre est moins tendu, il présente de la submatité dans la région cæcale. Pas de vomissements, l'ingestion d'un peu de limonade glacée ne provoque aucune douleur. A trois heures et demie survient un vomissement bilieux. A cinq heures, la température est de

37°4. Dans la soirée, on relève quelques vomissements peu abondants, surtout des nausées. A sept heures, le blessé émet une petite quantité d'urines foncées, mais limpides; il n'a pas encore eu de selles. La nuit est assez bonne jusqu'à une heure; les vomissements sont rares, la soif est toujours impérieuse. Puis le malade est agité et se plaint de douleurs dans les reins, les vomissements reprennent et persistent jusqu'au jour. Le 6 décembre, à sept heures du matin, M... présente un certain degré de stupeur, par instants il délire ; il a les traits tirés, les lèvres légèrement cyanosées, les extrémités froides; le pouls est insensible ; température, 38°6. Les vomissements sont arrêtés ; le ventre est un peu plus tuméfié et à la palpation on reconnaît la présence d'un liquide épanché. La mort survient à dix heures du matin. Quarante-huit heures de survie.

Autopsie. — L'incision de la paroi abdominale donne issue à un liquide jaune louche, bilieux, à odeur légèrement fécale; aucun gaz ne s'échappe. Les anses intestinales, modérément distendues, peu injectées, sont reliées les unes aux autres par un exsudat fibrineux jaunâtre assez résistant. En écartant les anses superficielles de l'intestin grêle, on tombe en un point intermédiaire entre l'ombilic et les dernières vertèbres lombaires sur une perforation largement béante de la dimension d'une pièce de 5 francs. Cette déchirure, à bords frangés, est transversale et intéresse plus des trois quarts de la circonférence de l'intestin ; elle occupe le jejunum à 1m50 environ de son origine. Le reste des intestins et les autres viscères abdominaux sont sains. Dans la cavité péritonéale on voit une infiltration sanguine sous-péritonéale large comme les deux mains et occupant la majeure partie du côté droit de la paroi postérieure de l'abdomen. Cette infiltration, constituée à son centre, c'est-à-dire à hauteur des aponévroses du psoas et du carré des lombes par un caillot en nappe, s'étale excentriquement sous forme d'ecchymose. La veine cave inférieure, ainsi que la veine iliaque primitive située en arrière du caillot sont intactes. Congestion hypostatique des poumons.

OBSERVATION

(Nimier : *Archives de médecine et de pharmacie militaires.* t. XXII, 1893)

Le 4 décembre 1892 à onze heures du matin le cavalier D... reçoit dans l'abdomen un coup de pied de cheval qui le fait tomber à la renverse. Relevé par deux camarades, il avale un verre de vin, est frictionné avec de l'alcool camphré au niveau de l'endroit atteint, puis se couche sur une botte de paille. Vingt minutes plus tard, il cède aux instances d'un camarade et en s'appuyant légèrement sur son bras, il gagne à pied l'infirmerie, s'étend sur un lit, prétend que son état ne réclame pas l'appel d'un médecin et s'endort jusqu'à trois heures et demie de l'après-midi. Alors il demande à boire. Vers sept heures D... se lève, s'assied auprès du poêle, cause et rit avec les autres malades ; il se couche à huit heures et demie et passe sa nuit tranquillement. Au réveil,il demande sa part de café et, vers six heures et demie, trompant la surveillance, il se rend à l'écurie pour y prendre différents effets. Puis il retourne se coucher. A sept heures trois quarts surviennent des vomissements, le blessé est porté à l'hôpital. Là,à onze heures le médecin constate un affaissement et une prostration générale très grands,il y a de l'hypothermie,la face est pâle, les yeux cernés, le corps en chien de fusil, le ventre tendu, douloureux à la pression, principalement dans la fosse iliaque droite. Le blessé accuse des nausées. La mort survient à trois heures de l'après-midi, vingt-huit heures après l'accident, le blessé restant en hypothermie.

Autopsie. — Le péritoine pariétal présente une hyperémie générale, une coloration vive et des amas de fausses membranes purulentes, notamment à la hauteur de la grande courbure de l'estomac et du petit lobe du foie. Le grand épiploon est le siège d'une injection d'un rouge vif ; la vascularisation vei neuse y est très apparente, il est plaqué de fausses membranes purulentes, correspondant à celles du péritoine pariétal. La cavité péritonéale renferme du pus. Les sillons que limitent les anses intestinales sont comblés par un épais magma purulent, les anses présentent une teinte violacée lie de vin d'autant plus prononcée qu'elles sont plus voisines du côlon transverse. Dans l'anse de ce dernier et du côlon descendant apparaît sur une anse de l'intestin grêle, à 1 centimètre de son bord mésentérique, une perforation à bords déchiquetés du diamètre d'une pièce de deux francs.

OBSERVATION

(Claudot : *Archives de médecine et de pharmacie militaire*, t. XIV. 1889)

S... Louis, était de garde d'écurie au quartier de S..., le 19 septembre. A dix heures du soir, en voulant rattacher un cheval, il reçut dans le flanc gauche un coup de pied d'environ un mètre de distance, au maximum de force par conséquent. Il ressentit de vives douleurs mais sans accident immédiatement grave ; sans perdre connaissance, il se releva et se rendit à l'infirmerie où il fut reçu et couché mais il ne réclama pas les soin d'un médecin. Peu après il éprouva des vomissements qui se répétèrent toute la nuit ; il rendit le repas qu'il avait pris cinq ou six heures auparavant. Il ne semble pas qu'il ait vomi du sang. Il se rendit plusieurs fois au cabinet et fit des efforts inutiles pour aller à la selle et uriner. Dans le courant de la nuit il ne prit que de l'eau.

S... fut examiné le 20 au matin. Sa physionomie non grippée, son énergie morale et sa résistance à la douleur, enfin la température de 37° 4 eussent pu donner le change. Néanmoins il fut envoyé à l'hôpital. A l'infirmerie il avait bu de l'eau pure qui était presque immédiatement vomie.

A son arrivée à l'hôpital à cinq heures du soir la physionomie était à peine grippée et exprimait une souffrance modérée. Mais un météorisme considérable distend l'abdomen, extrêmement sensible à la moindre pression ; les douleurs spontanées paraissent relativement modérées, mais deviennent plus fortes par les mouvements, les efforts, le vomissement. Les extrémités sont froides, la respiration superficielle; le pouls filiforme, difficile à compter. Vomissements modérés bilieux, leur couleur n'a rien de caractéristique. Le cathétérisme avec une sonde molle ne ramène que quelques gouttes de liquide. A huit heures moins un quart, aggravation subite de l'état du malade. Il meurt une heure après.

Autopsie. — Le 21 au matin, la rigidité cadavérique est très marquée, odeur putride. Péritonite aiguë très intense, avec épanchement jaune louche, parsemé d'exsudats semi-purulents très abondants, un litre et demi environ. Les anses intestinales sont très distendues, refoulent sous les hypocondres l'estomac et le colon; elles sont accolées les unes aux autres par des adhérences déjà solides. En bas même et à gauche (point d'application du coup) l'intestin grêle recouvrait l'S iliaque et la terminaison du côlon. Toutes ces anses superficielles étaient rouges, violemment injectées, recouvertes d'exsudats, adhérentes très solidement les unes aux autres. L'estomac, le côlon ne présentaient qu'une inflammation peu intense. La péritonite intense en avant, était presque nulle sur la séreuse pariétale, postérieure, le foie, l'arrière-cavité des épiploons ; peu marquée dans le petit bassin ; la vessie était à peu près vide. L'injection des anses intestinales superficielles s'atténuait à la face postérieure de ces mêmes anses et disparaissait même sur les anses plus profondément situées. La péritonite semble donc avoir été relativement localisée. Pas de trace d'ecchymose sur la paroi. A 0^m 50 à 0^m 60 du pylore, perforation à la face inférieure de l'anse, à un travers de doigt de l'insertion mésentérique, large de 25 $^m/_m$, à bords nets, sans inflammation du voisinage.

OBSERVATION (1)

(CHAVASSE : *Archives de médecine et de pharmacie militaire,* t. IV, 1884)

P..., âgé de 22 ans, cavalier au 7e régiment de cuirassiers, entre à l'hôpital le 5 décembre 1883, pour des accidents de péritonite très graves consécutifs à une contusion abdominale par coup de pied de cheval.

Cet homme, étant de garde d'écurie, a reçu la veille vers trois heures du matin, un coup de pied de cheval dans l'abdomen, et ne s'est fait porter malade qu'au moment où a sonné le réveil. Il est venu seul à la visite, marchant le corps ployé en avant, et raconte que par l'effet du choc, il a été projeté à terre, mais n'a pas perdu connaissance. La face est pâle ; l'abdomen, tout à fait normal comme aspect et ne présentant aucune trace de contusion, est modérément douloureux à la palpation, principalement autour de l'ombilic ; pas d'envies de vomir ni d'aller à la garde-robe. La santé antérieure a toujours été excellente. Il est admis à l'infirmerie et, pendant toute la journée, reste couché sans se plaindre, dormant de temps à autre. Dans la nuit survient un premier vomissement de matières glaireuses sans traces de sang ; une selle peu abondante.

Le lendemain matin, à la visite, l'état de l'abdomen ne s'est nullement modifié comme aspect extérieur ; mais la douleur à la palpation est plus vive, le pouls est précipité et petit ; le facies est pâle, terreux. Envoyé d'urgence à l'hôpital.

A son arrivée au Val-de-Grâce, on constate la pâleur terreuse du visage qui présente le facies péritonéal : le nez est tiré, les yeux sont excavés et creux, les pupilles dilatées, les lèvres cyanosées, la langue est sèche, la peau froide, le pouls petit et rapide. Absence de vomissements et de selles. L'abdomen est contracté, douloureux surtout à la pression. État de collapsus profond avec intelligence conservée.

La mort survient presque subitement 2 heures après, c'est-à-dire trente-quatre heures après l'accident.

Autopsie. — L'examen des parois abdominales ne révèle en aucun point des traces de contusion ; le tissu sous-cutané et les muscles sont intacts.

La cavité de l'abdomen renferme environ 2 litres d'une sérosité roussâtre, plus abondante dans la fosse iliaque droite, avec quelques rares matières stercorales en suspension. Péritonite généralisée ; exsudats jaunâtres, mous, reliant les deux feuillets pariétal et viscéral, se prolongeant sur la face convexe du foie, et agglutinant les anses intestinales, qui sont peu distendues et présentent un aspect rosé.

Le côlon transverse apparaît contusionné à sa partie moyenne; ses parois sont infiltrées de sang dans l'étendue de 5 cm. environ, sans que les tuniques soient déchirées. En soulevant le côlon, on trouve au-dessous et au même point que la lésion précédente une anse du jejunum complètement coupée et dont les deux surfaces de section ne sont plus reliées entre elles que par le bord du mésentère. La muqueuse intestinale fait sur chaque extrémité rupturée une hernie en manchette d'environ 1 centimètre et demi de hauteur. A cause du resserrement des fibres musculaires, on éprouve une certaine difficulté à introduire le doigt dans les bouts sectionnés. Cette rupture siège à 1 mètre du pylore.

Au-dessous de cette anse, on rencontre le duodénum, dont la paroi postérieure surtout est ecchymosée, infiltrée de sang et même quelque peu meurtrie. La muqueuse intestinale, à ce niveau, est légèrement déchirée sur trois points; les autres tuniques sont intactes.

En se dirigeant vers la colonne vertébrale, on trouve en arrière et au-dessous de la partie lésée du duodénum, au niveau du trépied de Haller, une infiltration sanguine qui, partie de ce point, suit le pourtour de l'aorte et descend jusque dans le petit bassin; elle est due à la déchirure de vaisseaux de médiocre importance. L'aorte et les vaisseaux qui en naissent au niveau du point frappé n'offrent aucune lésion; seulement on découvre dans l'aorte un caillot mou, noirâtre, long de 4 centimètres; la veine cave est normale.

Les parties du mésentère et du grand épiploon situées au-dessous des lésions décrites plus haut sont infiltrées de sang provenant de la déchirure de petites veines et artérioles mésentériques.

Le segment de l'intestin compris entre la rupture et l'estomac renferme du sang noir, couleur marc de café, mélangé à de la bile, et est distendu par des gaz. Au contraire, la portion inférieure, à partir de la rupture, est aplatie et ne contient que quelques matières stercorales sans traces de sang.

Tous les autres organes abdominaux : reins, rate, foie, vessie, sont absolument sains.

Dans les cas que nous relatons ci-après l'impression de gravité de la lésion, que l'on a conçue à première vue, se trouve réalisée par la fin rapide de ceux qui portaient ces blessures Un fait digne de remarque, c'est que parmi ces blessés, dont aucun, sauf celui qui a été opéré (observ. Nélaton), n'a survécu à ses blessures plus de quarante-huit heures, c'est justement celui qui est le porteur de la lésion la plus grave puisque le malade de Chavasse présentait une double section complète du jéjunum, le lambeau d'intestin étant maintenu en place par le mésentère.

OBSERVATION

(ANTOINE : *Recueil de mémoires de médecine, de chirurgie et de pharmacie militaire*, t. XLIX, 1re série, 1840).

C. Gustave, chasseur au 11e régiment, reçut, à toute volée, le 2 mai, un coup de pied de cheval dans la région hypogastrique. Un peu après l'accident, la douleur devint telle que le blessé pouvait à peine répondre aux questions qu'on lui adressait. Les parois abdominales ne présentaient aucune trace de contusion, mais le ventre était tendu, douloureux et contracté. Le malade fut porté immédiatement à l'hôpital.

Le soir, le ventre est toujours dur, tendu, douloureux à la pression, sans la moindre rougeur a la peau. Le blessé a uriné difficilement; son pouls est petit et accéléré. Nuit très douloureuse. Le 3, la péritonite a pris de l'extension ; vers dix heures, des vomissements, aqueux d'abord, puis bilieux, se déclarent et continuent durant le jour : le soir sueur visqueuse et froide, face grippée, agonie, mort à dix heures.

Autopsie : 17 heures après la mort. Intumescence du bas-ventre. A l'ouverture des parois de l'abdomen, on voit le péritoine enflammé et déjà en suppuration; il en est de même du grand épiploon. Un pus moitié crémeux, moitié condensé en fausses membranes recouvre toute la région hypogastrique; d'autres fausses membranes établissent dans la fosse iliaque droite des adhérences molles entre l'intestin et cette cavité.

Traces d'inflammation aiguë sur différents points de l'intestin grêle. Les intestins sont baignés par une matière pulpeuse d'un gris jaunâtre. En développant les circonvolutions intestinales, on aperçoit sur une portion du jéjunum appliquée contre la colonne vertébrale une déchirure comprenant la moitié de la circonférence de cet intestin et siégeant au milieu d'une plaque violacée et mortifiée; cette rupture avait évidemment donné issue à la matière pulpeuse, résultat de l'acte digestif.

La rupture de l'intestin, l'épanchement péritonéal, et la péritonite consécutive, telles ont été les causes de la mort du blessé.

OBSERVATION

(Bouilly : *Bulletin. Société de chirurgie,* 1883, t. IX, 4e série).

Le nommé S... , âgé de 22 ans, reçoit le 11 juin dernier vers midi et demi deux coups de pied de cheval sur le ventre un peu au-dessous de l'ombilic. Immédiatement il est pris de douleurs vives, de vomissements et apporté à l'hôpital Beaujon. A la visite du soir, il présente les signes d'une péritonite au début; la paroi abdominale n'offre aucune trace de contusion. Température 37 degrés. Le 12 au matin, les symptômes de péritonite sont beaucoup plus accentués. Depuis le moment de l'entrée le malade a rendu d'une manière presque incessante des vomissements bilieux, vert foncé, absolument caractéristiques. Absence complète d'émission de gaz par l'anus. Les urines claires, limpides ont été rendues spontanément en assez grande quantité. La face est pâle, grippée, abdominale, la voix est éteinte et cassée, le pouls petit et fuyant. Température 37° 8. Opération. L'incision de la paroi abdominale, et l'ouverture du péritoine laissent sortir un liquide brun noirâtre, abondant, mélangé de parcelles fécaloïdes et en ayant l'odeur. L'intestin grêle est dévidé et à 1 mètre ou 1m,50 on tombe sur une anse très rouge ecchymotique, très contusionnée, présentant un point de sphacèle près du mésentère, celui-ci épaissi, infiltré de sang rouge et noirâtre présente un commencement de gangrène. Mais à 5 ou 6 millimètres plus loin, on trouve une perte de substance de la dimension d'une pièce de 0,50 centimes siégeant sur le bord convexe de l'intestin. Tout autour de cette perforation la paroi intestinale est noirâtre ecchymotique douée d'une vitalité très douteuse. Pansement. Le soir le malade est bien remis de l'opération ; il souffre très peu et n'a eu que quelques vomissements. Température 37° 6. Le pouls est beaucoup plus fort qu'avant l'intervention. Le malade meurt le 21 à la suite d'une péritonite suraiguë produite par l'introduction de matières fécales liquides à la suite de la formation d'un anus contre nature. Les adhérences de l'intestin à la plaie opératoire pariétale étaient molles et faibles.

OBSERVATION

(Nélaton : *Société de chirurgie*, 5 octobre 1892)

Le 22 août 1892, à 6 heures du soir, on apporte à l'hôpital un homme qui vient de recevoir dans le ventre un violent coup de pied de cheval qui l'a envoyé rouler à 5 mètres. Il est dans un état de stupeur complet ; on le couche, on le laisse tranquille. Toute la nuit le blessé vomit et a des douleurs de ventre atroces. Le 23, à neuf heures du matin, la face est anxieuse et couverte de sueur, mais elle est rouge, vultueuse ; ce n'est pas le facies péritonéal. Le ventre n'est pas météorisé. A la palpation il n'est douloureux qu'au point qui a reçu le choc, c'est-à-dire à trois travers de doigt au-dessus de l'arcade crurale gauche ; là, la pression n'est pas tolérée, elle provoque des souffrances qui font crier le malade. Les vomissements ont cessé à cinq heures du matin et ne se sont pas reproduits, aucun gaz n'a été rendu par l'anus, la respiration est normale, le pouls est à 102, la température à 36°6. De l'urèthre, il s'écoule du liquide prostatique, le toucher ne fait rien reconnaître d'anormal du côté de la prostate qui n'est point douloureuse. La sécrétion est régulière. Laparotomie à neuf heures et demie. On ferme une perforation de l'intestin grêle, et le blessé guérit.

OBSERVATION

(Baudens : recueillie par Mature, *Gazette des hôpitaux civils et militaires*, 1844)

Rossignol, soldat au 18e de ligne, 23 ans, très bonne constitution, conduisait dans la matinée du 24 octobre 1843, au camp de Charenton, avec une grande rapidité, une brouette. Celle-ci se trouva tout à coup arrêtée par un obstacle. Rossignol ne pouvant maîtriser son impulsion se projette violemment contre une des branches de la brouette, et reçoit dans l'hypogastre un coup tellement fort qu'il est tombé à la renverse quatre pas en arrière. Il en résulta une douleur très vive dans l'abdomen et quelques instants après des vomissements. Transporté le soir au Val-de-Grâce, le 25 au matin, le malade présente un ventre tuméfié, ballonné, tendu, très douloureux à la pression, surtout à gauche, à deux pouces environ au-dessus de la branche horizontale du pubis, et au niveau du bord externe du muscle droit de l'abdomen, point heurté par le manche de la brouette. Les douleurs abdominales, qui ne sont point assez intenses pour rendre insupportable le poids des couvertures, arrachent au malade des cris et des plaintes presque incessants. Point de plaies ni d'ecchymoses sur la peau de l'abdomen. Les vomissements moins fréquents continuent, ils contiennent des matières fécaloïdes. Pas de hoquet. La langue pâle, humide, large; la soif est assez vive. Depuis l'accident le malade n'a pas eu de selles, il n'a pas eu d'émission d'urine. La respiration est accélérée. La face est pâle, altérée, couverte de sueurs. Mort le soir.

Autopsie. — Epanchement sanguin bien circonscrit dans l'épaisseur des parois abdominales au niveau du bord externe du muscle droit du côté gauche, à 6 millimètres au-dessus de la branche horizontale du pubis. Il forme un caillot noirâtre, assez consistant, situé en partie entre la face postérieure du muscle droit et le péritoine. L'ouverture de la cavité péritonéale donne issue à un gaz fétide très abondant. Les circonvolutions de l'intestin grêle sont réunies en un seul paquet par des pseudo-membranes. Le péritoine est fortement enflammé; il est d'un rouge très vif, parcouru par des vaisseaux gorgés de sang, et recouvert en plusieurs points par de fausses membranes jaunâtres. Dans un point de l'intestin grêle, sur une portion de l'iléon située dans la fosse iliaque gauche, on découvre une perforation intéressant presque tout le calibre de l'intestin. La muqueuse intestinale boursouflée forme les bords de cette ouverture par laquelle s'échappe une assez forte quantité de gaz. Pas d'épanchement dans le péritoine. Adhérence en formation autour de la perforation. Derrière l'intestin, ecchymose de la face antérieure du psoas; effet manifeste du contre-coup.

OBSERVATION

(Moullié : *Recueil de mémoires de médecine chirurgicale et pharmaceutique*, suite, troisième série 1861)

Vieillot, Eugène, engagé volontaire au 9e chasseurs à cheval, 26 ans, le 28 février 1856, à trois heures du matin, étant un peu en état d'ivresse, reçoit, en faisant le pansage, un coup de pied de cheval à la région abdominale, vers la partie médiane, un peu au-dessous de l'ombilic. Il se plaint presque instantanément d'une douleur extraordinairement vive au point où le corps contondant a frappé et qui gagne toutes les parties de l'abdomen avec une rapidité extrême, augmentant encore sous l'influence des mouvements et des légères pressions que l'on fait pour desserrer son pantalon dont la ceinture le gêne d'autant plus que le ventre tend à prendre un grand développement ; il se plaint encore de frissons le long de la colonne vertébrale et de nausées.

Examiné quelques minutes après l'accident, on trouve : facies exprimant une vive souffrance ; décubitus sur le dos, les jambes dans la flexion et rapprochées du tronc ; langue presque froide et sèche, voix un peu voilée, pouls petit, misérable, excessivement fréquent ; extrémités froides et un peu cyanosées, peau couverte d'une sueur visqueuse, vomissements de matières verdâtres, suivis et précédés de hoquets ; respiration rapide et purement costale, surtout dans les inspirations ; ventre ballonné,tout mouvement et la moindre pression exaspérant la douleur, l'exploration est à peine permise ; pas de lésion apparente des parois abdominales, intelligence n'ayant subi aucune modification.Transporté immédiatement à l'hôpital civil de Niort.

Dans la nuit du 28 au 29, il ne se manifeste aucune modification dans la douleur,mais les vomissements sont plus fréquents, la soif plus vive ; pas de selles ; la région vésicale est le siège d'une douleur assez violente pour que le malade demande avec la plus grande instance d'être sondé ; à six heures du matin, le cathétérisme pratiqué ne donne sortie qu'à quelques gouttes d'une urine épaisse et rougeâtre et ne produit aucun soulagement.

A la visite de huit heures du matin, on constate : voix extrêmement faible, intelligence toujours très nette, pouls à peine sensible, sentiment de froid très grand, cyanose des extrémités, face hippocratique, amaigrissement extraordinaire, hoquet presque continu, respiration pénible et très rapide, vomissements incessants, constipation, soif impérieuse, douleur abdominale légèrement calmée.

Onze heures du matin, mort, dix-neuf heures environ après l'accident.

Autopsie. — L'abdomen étant ouvert avec le plus grand soin on trouve aux flancs et dans le petit bassin une quantité considérable de matières fécales, liquides, mélangées à une sécrétion blanchâtre, purulente et contenant des flocons fibrineux. Le péritoine, dans toute son étendue, a un aspect rougeâtre, mais dans certains points il y a des plaques d'une nuance rouge plus vive, et dans d'autres se trouvent de fausses membranes jaunâtres se détachant très facilement.

En examinant l'intestin, on voit, au niveau de l'ombilic et à deux centimètres vers le flanc droit, une anse de l'iléon qui présente, sur une longueur de cinq centimètres environ, deux ouvertures, l'une de deux lignes à peu près, l'autre d'environ un centimètre, et qui semble avoir été produite avec un emporte-pièce; il n'y a pas eu d'hémorrhagie. Tous les autres organes ne présentent rien de particulier ; la vessie est vide et sans trace d'inflammation ; les reins, la rate, le pancréas, le diaphragme ne présentent aucune lésion.

Dans l'observation qui suit on est frappé du peu d'importance de la lésion, qui n'en a pas moins emporté en trois jours le blessé.

OBSERVATION

(Javrès: *Archives de médecine et de pharmacie militaire,* mai 1889)

Le 14 avril 1887, à six heures du matin, S... reçoit sur l'abdomen une double ruade qui l'envoie rouler à plusieurs mètres. Immédiatement, vives douleurs abdominales, vomissements, anxiété respiratoire extrême qui dure une heure. La paroi abdominale est intacte. Soupçon de rupture intestinale. A la contre-visite douleurs abdominales vives, exaspérées par une pression légère avec exacerbation de courte durée, se propageant le long de la paroi antérieure du thorax et remontant en arrière entre les deux épaules. Depuis le matin, le blessé n'a vomi qu'une fois ; il urine facilement. A neuf heures du soir, les douleurs ont augmenté, le blessé ne peut rester que demi-assis et soutenu de chaque côté, par deux infirmiers. Constipation : un lavement reste sans effet. Mort le 15 avril à six heures du matin, vingt-quatre heures après l'accident.

Autopsie. — Ventre ballonné, tendu, sonore. A l'ouverture de l'abdomen issue d'une quantité notable de gaz fétides et de sérosité roussâtre, taches ecchymotiques entre le feuillet pariétal et les feuillets aponévrotiques profonds. Infiltration sanguine de la partie supérieure du grand épiploon, du tissu cellulaire placé entre les deux lames du mésentère et dans toute la moitié postérieure de ce dernier, de l'atmosphère celluleuse du cœcum et du tissu cellulaire qui enveloppe l'aorte et la veine cave depuis le pancréas jusque un peu au delà de la bifurcation des deux vaisseaux. Au niveau de l'S iliaque, caillots sanguins libres dans la cavité péritonéale. Le péritoine présente le dépoli caractéristique de la péritonite au début. Les anses intestinales superficielles sont agglutinées par des fausses membranes molles. La péritonite est étendue à tout l'abdomen sauf au petit bassin. A la partie supérieure de l'intestin grêle, à peu près à l'union du jéjunum et de la troisième portion du duodénum, rupture occupant les deux tiers environ du calibre de l'intestin, à bords tuméfiés et ecchymosés ; les deux bouts de l'intestin ne tiennent plus l'un à l'autre que par une languette de 1 centimètre de largeur à peine et longue de 5 centimètres.

OBSERVATION

(André : *Archives de médecine et pharmacie militaire*, 1888).

Th..., cavalier au 2e chasseurs d'Afrique, est apporté à l'hôpital de Tlemcen le 5 mai 1885, à deux heures et demi de l'après-midi. Assistant à une promenade des chevaux en dehors de la ville, son cheval, emballé, s'est abattu au milieu des rangs. Au même moment, le cheval qui le précédait a rué à une distance telle que la détente des jarrets pouvait produire son maximum d'effet; les deux sabots ont atteint le cavalier au milieu du ventre.

Le blessé est pâle, a les traits contractés; le pouls est misérable; le moindre mouvement arrache des cris de douleur. L'examen de la paroi abdominale ne révèle aucune trace de contusion apparente. La pression est très douloureuse un peu au-dessus de l'ombilic à droite et à gauche; la région du bas-ventre est moins sensible; le creux épigastrique et les hypocondres le sont à peine. Le malade a eu quelques nausées, mais jusqu'alors n'a rien rejeté.

Pronostic réservé, avec hypothèse de péritonite par suite de rupture intestinale au niveau de la colonne vertébrale.

A six heures, le malade a vomi; le ventre est ballonné; les sangsues n'ont produit qu'une légère atténuation de la douleur à gauche. Pendant la nuit, les phénomènes s'aggravent, la face se grippe, le pouls devient de plus en plus misérable; les vomissements se répètent; le ballonnement du ventre est considérable; enfin le blessé meurt à cinq heures du matin.

Autopsie. — Le 7 mai, à six heures du matin. Cadavre d'un homme vigoureux, fortement musclé. Ventre ballonné. Pas de traces de contusions des parois abdominales. Pas d'épanchement sanguin dans le tissu cellulaire sous-cutané, ni dans les muscles. A l'ouverture de la paroi abdominale, écoulement d'une notable quantité de sérosité sanguinolente, dans laquelle nagent des flocons fibrineux. L'intestin grêle est congestionné à un haut degré. Les anses intestinales sont réunies par des exsudats fibrineux déposés à leur surface. En soulevant avec précaution les anses de l'intestin grêle au-dessous du côlon transverse, on découvre sur l'une d'elles, appliquée contre la colonne vertébrale, à gauche, au niveau correspondant à la région sus-ombilicale, une perforation à l'emporte-pièce d'un diamètre d'un centimètre environ. Tout alentour, la tunique séreuse a disparu sur une étendue de 10 centimètres environ, dans le sens longitudinal et sur la face antérieure de l'anse; les autres tuniques sont contuses et en voie de sphacèle. Au même niveau, sur un plan postérieur, on découvre une autre anse du petit intestin presque entièrement sectionnée en travers; les deux bouts sont reliés par une languette d'intestin à laquelle est appendu un large lambeau comprenant la perte de substance; ce lambeau est noirâtre; la surface de section des deux bouts de l'intestin est nette, comme faite avec un instrument tranchant. Cette anse était également appliquée contre la colonne vertébrale, à gauche, au-dessous de la première. L'intestin est ensuite enlevé de la cavité abdominale pour mieux apprécier la situation des lésions. La dernière décrite est placée à 25 centimètres environ du pylore; l'autre à 1^{m}25 de la première. La veine cave et l'aorte n'ont pas été endommagées. Le foie est intact ainsi que la rate, le pancréas, l'estomac, les reins et le gros intestin. La vessie ne présente rien de particulier. Les poumons sont sains.

OBSERVATION

(Vautrin : *Comité technique de santé.*)

Le canonnier St-J... reçoit, le 17 janvier 1893, à 8 heures du matin, un coup de pied de cheval dans le côté droit de l'abdomen au niveau de la fosse iliaque. Le blessé, renversé par le choc très intense, n'a pas de syncope. A une heure de l'après-midi la douleur est très vive, le malade pousse des gémissements presque continuels, la pression même légère dans la fosse iliaque exagère la douleur; aucune plaie, aucun signe apparent sur la paroi abdominale. Température 38°9; pouls 102. Le pouls, un peu fréquent, est assez fort et très régulier. Injection de morphine, sachets de glace sur la région douloureuse. La douleur ne tarde pas à se calmer et le malade éprouve un bien-être relatif. La soirée est assez tranquille, pas d'éructations, quelques vomissements de nature bilieuse. Le ventre n'est pas ballonné. La nuit du 17 au 18 est assez calme, cependant le blessé dort peu. Il a sucé de la glace et avalé une potion, sans vomissements; quelques éructations, miction spontanée. Le 18 au matin : température 38°2; pouls 120. Le pouls est devenu un peu plus fréquent, un peu plus petit, mais il reste toujours régulier. Le facies est légèrement cyanosé, la respiration se fait bien. Le seul sympôme survenu est le ballonnement du ventre. On aperçoit la ligne du côlon transverse, et quelques anses intestinales sont dessinées sous la paroi abdominale. La région iliaque droite est toujours douloureuse à la pression et il semble que la zone douloureuse se soit légèrement étendue vers l'ombilic. Le soir température 38°5; pouls 125. La nuit du 18 au 19 est assez calme, interrompue de temps en temps par des coliques subites et violentes provoquant des gémissements. Eructations fréquentes, quelques gaz par l'anus; le malade a uriné et a essayé d'aller à la garde-robe. Le 19 au matin, le facies est congestionné ; température 38° ; pouls 107. Le tympanisme persiste. Température le soir 37°5 ; pouls 118. La nuit du 19 au 20 est mauvaise, le malade souffre de coliques violentes, les éructations sont fréquentes, quelques gaz par l'anus, deux mictions pendant la nuit. Le 20 au matin, température 37°5 ; pouls 102. Le pouls est petit, la face cyanosée, les traits tirés, les yeux sont légèrement caves. Des crachats rouges attirent l'attention et l'auscultation décèle une congestion de la base du poumon droit.

La douleur abdominale s'exagère à la pression dans la fosse iliaque gauche, de sorte que toute la région sous-ombilicale est devenue douloureuse. A neuf heures et demie, incision exploratrice sous-ombilicale ; à l'ouverture du péritoine il s'échappe un liquide jaunâtre séro-purulent, avec de fausses membranes. Opération. Dans la fosse iliaque droite se trouve un énorme paquet intestinal aggloméré. Les anses intestinales, recouvertes de fausses membranes, sont décollées. En partant du cœcum et à 1m20 de l'appendice on découvre une perforation de 2 à 3 cm. de longueur, à bords boursouflés noirâtres, laissant échapper des gaz et des matières fécales. On ne découvre pas d'autres lésions. On referme la cavité abdominale. Le soir, le pouls paraissait se relever un peu, tout en restant fréquent : 122. Le malade accusait une légère amélioration. Dans la nuit, la situation devint plus grave et la mort survint à une heure du matin après un effort de vomissement.

Autopsie. — Toute la région sous-ombilicale est le siège d'une péritonite qui n'a pas encore envahi l'étage supérieur de la cavité abdominale. Le cœcum et son appendice ne présentent aucune lésion. Le côlon transverse renferme des gaz et le côlon descendant est rempli de matières fécales. L'S iliaque est normal. L'intestin grêle est rempli de gaz, surtout dans sa portion supérieure; ses anses dilatées recouvrent en haut le côlon transverse. La perforation siège sur l'intestin grêle, à 1m20 du cœcum; elle paraît obturée. Les anses intestinales enlevées sont remplies d'eau pour s'assurer de la solidité de la suture, qui, sous l'effort de la pression hydraulique, laisse passer un mince filet de liquide. A l'incision de l'anse blessée on constate un rétrécissement assez notable du calibre et la saillie des lèvres de la suture. Les poumons sont congestionnés.

Les blessures de l'intestin consistent en déchirures occupant une étendue plus ou moins grande du tube intestinal, et pouvant même arriver à une section complète. Chavasse cite plusieurs cas de ce genre. L'observation de rupture double du jéjunum que nous avons citée est, je crois, la seule. Ces déchirures sont tantôt faites pour ainsi dire à l'emporte-pièce lorsqu'on a eu affaire à des chocs rapides dont le grand axe est généralement parallèle à celui de l'intestin. Lorsqu'au contraire la lésion a été produite par écrasement entre le corps contondant et un plan résistant, — en l'espèce, souvent ici la colonne vertébrale joue ce rôle, — ces blessures sont généralement uniques. Toutefois on peut les rencontrer doubles ou multiples, mais alors elles se rencontrent la plupart du temps sous des anses superposées les unes au-dessous des autres en arrière du point où a porté le traumatisme.

Mais le diagnostic de la perforation intestinale, quelle que soit l'importance de la lésion, bien que présentant des symptômes à peu près identiques, ne peut jamais être fait dès le début, car il est difficile de reconnaître ce qui appartient à l'ébranlement des plexus nerveux et à la lésion des viscères. Mais une fois la stupeur première dissipée, on constate que les blessés accusent des douleurs plus ou moins vives selon le cas particulier, ils ont le facies pâle, ils sont immobiles et éprouvent de la répulsion pour l'ingestion d'un liquide ou d'un solide quelconque, le pouls est irrégulier. Ce tableau reste le même jusqu'au moment où apparaissent les vomissements porracés, contemporains de l'invasion de la péritonite.

Pancréas

Le pancréas, protégé par sa situation profonde, semble devoir ne pas être atteint par les traumatismes, du moins dans les conditions que nous nous sommes imposées. Cela est si vrai que, même sans spécifier cette absence de lésions de la paroi, les auteurs classiques donnent les ruptures du pancréas seulement comme possibles. Toutefois, nous savons que le pancréas est encore endommagé plus souvent qu'on ne le croit. L'apparition des signes indiquant la lésion de l'organe est toujours tardive, mais peut varier de quelques semaines à quatre mois au plus dans la majorité des cas, bien que dans les cas suivants l'apparition se soit produite à des époques très éloignées des traumatismes. Dans son cas, Riegner indique trois ans, Küster, 8 ans, et Steele plus de douze années.

OBSERVATION (résumée)

(Riegner : *Berl. Klin. Wochensch.*, 1890, n° 42)

Jeune fille de 23 ans, a fait une chute trois années auparavant. Elancements dans le ventre. Depuis, douleurs abdominales partant du creux épigastrique. Le 10 avril 1890, violentes crises douloureuses, rend des mucosités, état voisin du collapsus. Extrémités froides, sueur glacée, pouls filiforme. Température, 35°. Les vomissements se calment, le ventre se météorise et les éructations deviennent fréquentes. Douleurs de l'épigastre s'irradiant aux parties latérales. Léger ictère. Température, 38°6. Alternatives d'améliorations et de crises. Ensuite on constate une tuméfaction de l'épigastre, fluctuation et tympanisme à la percussion. La malade est dans un mauvais état général; amaigrissement, anorexie, sensation désagréable au creux de l'estomac, selles régulières, pouls petit. Ponction exploratrice dans la tumeur, devenue énorme : 38 cm. de haut sur 16 cm. de large, très mobile et recouverte en partie par l'estomac dilaté Cette ponction donne issue à un liquide alcalin brun roussâtre, contenant de la graisse et des globules rouges, qui émulsionnait les graisses et saccharifiait les amylacées. L'urine contenait des traces de sucre. Opération. Kyste du pancréas contenant 1,500 grammes de liquide. La tête seule du pancréas paraît distincte, on sent nettement la glande.

OBSERVATION (résumée)

(KUSTER : *Berl. Klin. Wochensch.*, 1887, n° 9)

Homme, 46 ans. Chute sur le dos il y a huit ans. En 1885 et 1886, crises de cardialgie; la deuxième fois on constate une tumeur à l'épigastre. Ponction : liquide trouble, jaune rougeâtre, riche en albumine et globules sanguins. Opération : issue de deux litres et demi de liquide transformant l'amidon en sucre et émulsionnant les graisses. Fistule. Guérison.

OBSERVATION

(STEELE : *The Chicago med. Jour. and Exam.*, avril 1888; *Arch. gén. méd.*, octobre 1888.)

William Johnson, 40 ans, officier de police, a plusieurs traumatismes dans ses antécédents. A 12 ans, chute sur l'abdomen en travers d'un rail; à 25, contusion du flanc ; à 27, chute dans un voyage en chemin de fer, il est traîné sur le sol et tamponné entre les wagons. Enfin, en 1876, fracture du péroné. En 1875 apparaît dans les régions ombilicale et hypogastrique une tumeur qui s'accroît lentement, s'accompagne de cardialgie, de coliques, de crampes et de vomissements de mucus filant. Ponction exploratrice : 1,300 gr. d'un liquide brunâtre. Ponctions répétées en 1883, où l'on évacue 15 litres de liquide; 1884, 1885, 1886, douleurs dans le dos. Depuis trois mois, amaigrissement notable. La tumeur est énorme; elle occupe l'épigastre, la région ombilicale en majeure partie, une partie de l'hypocondre et de la région lombaire gauche. Opération : kyste contenant 7 litres de liquide. Fistule persistant pendant plus de trois mois, laissant écouler un liquide clair.

Dans tous les cas où il est noté, l'état général est mauvais, il existe un amaigrissement notable. Cela tient sans doute à ce que l'organisme est privé de matériaux graisseux, car le suc pancréatique, dont une des fonctions est d'émulsionner les graisses, ne se déversant plus dans le tube digestif, celles-ci passent dans les selles, réunies en masse sphérique. Mais, toutefois, il faut se défier de la stéarrhée avant de diagnostiquer une lésion du pancréas. Une alimentation contenant de la graisse en quantité déraisonnable peut produire le même résultat. Ce fait peut aussi être constaté également chez les gens qui absorbent des médicaments formés de corps gras, comme l'huile de ricin. Lancereaux a montré le premier la coexistence du diabète et des lésions du pancréas. Ainsi le prouve l'observation suivante :

OBSERVATION (résumée)

(Goodman : *Philadelph. med. Times*, 22 janvier 1878.)

M. Z... colonel, 55 ans, entré dans l'armée en 1861, avec une excellente santé. Malaria en 1862. Diarrhée en 1863. En juillet

1866, son cheval s'affaisse sous lui. M. Z... ressent immédiatement des douleurs dans le dos et les membres. Sa santé est passable depuis.

En 1873, diarrhée, sortie involontaire de matières ayant la consistance de l'huile et laissant des taches graisseuses sur les draps. Polydipsie. Sucre dans l'urine dont le poids spécifique est 1044. Réaction acide sans sédiments. Urates et acide urique diminués ; chlorures en quantité normale. Pas d'albumine. Les selles contiennent des cellules muqueuses épithéliales et des matières graisseuses, en masses sphériques formées de cristaux analogues à ceux de la margarine, très solubles dans le chloroforme. Mort de cachexie en 1876. Hydropisie un ou deux mois avant.

Autopsie. — Tubercules dans le pancréas, hydrothorax, hydropéricarde. Tumeur volumineuse dans la queue du pancréas, c'est un kyste à parois rigides contenant un liquide jaune verdâtre, plus fluide que le blanc d'œuf. La cavité kystique ne communique pas avec le canal pancréatique, qui est dilaté dans le corps et resserré dans la tête du pancréas. Deux sacs renfermant une matière calculaire à l'ouverture du conduit, à l'union de la tête et du corps. Le tissu glandulaire semble entièrement atrophié. La tête du pancréas est constituée par du tissu fibreux et du tissu connectif de nouvelle formation unissant la glande au duodénum, au côlon transverse et enveloppant les vaisseaux de la région. Il comprime le conduit.

Toutefois, les expériences de Minckoski et de von Méring ont prouvé que cette glycosurie ne pouvait se produire qu'à la condition que le pancréas fût entièrement détruit. M. Lépine a corroboré l'opinion de ces deux auteurs et a, en outre, montré que si la glande, qui est un régulateur de la combustion du sucre, vient à être détruite, celui-ci passe directement dans l'économie. Ce n'est donc pas un signe sur lequel il est permis de compter pour faire le diagnostic et éviter les erreurs qui peuvent être commises au sujet de la tumeur fluctuante de l'épigastre que des chirurgiens des plus éminents ont prise parfois pour des sarcomes mous ou des lipomes du mésentère. Le pronostic de ces lésions n'est cependant pas fâcheux lorsque, comme il a été dit, il n'y a pas destruction totale du pancréas, auquel cas il n'y a rien à faire. Les malades supportent facilement des ponctions répétées. Le liquide retiré présente toutes les propriétés du suc pancréatique.

OBSERVATION (résumée)

(Senn : *Americ. Journ. of med. sc.*, July 1885).

Ouvrier de 19 ans, fait une chute de voiture, tombe sur le côté gauche et reçoit sur le dos un tonneau chargé. Au bout de quelques jours diarrhée, puis apparition d'une tumeur globuleuse, indolore qui s'accrut rapidement ; elle entraîne de fréquents vomissements surtout après les repas. Il entre à l'hôpital cinq semaines après sa chute, avec une tumeur fluctuante, remplissant l'épigastre et l'hypocondre gauche. Ponction exploratrice, liquide visqueux, trouble, alcalin, avec forte proportion d'albumine, mais peu d'éléments cellulaires. Opération. Issue d'un litre et demi d'un liquide semblable à celui de la ponction de kyste. Guérison.

OBSERVATION (résumée)

(Jenger : *Med. Journ. and Exam.*, Jluy, 1888).

Garçon de 8 ans. Chute de cheval sur l'abdomen. Douleurs intermittentes autour de l'ombilic pendant huit semaines. Apparition dès la troisième semaine après sa chute d'une tumeur à l'épigastre. Anorexie, vomissements, selles irrégulières, caillées d'apparence blanchâtre. Ponction exploratrice, liquide jaunâtre alcalin, sans éléments figurés autres que des globules sanguins. Opération. Kyste pancréatique contenant 40 onces de liquide. Guérison avec fistule.

OBSERVATION (résumée)

(Cathcart : *British med. Journ.*, 22 feb. 1890
Gaz. méd. Paris, 1894, n° 45).

Jeune garçon. Chute sous une voiture qui lui passe sur le corps. Sort après quinze jours de l'hôpital sans aucuns symptômes. Quelques mois plus tard, il revient le ventre tuméfié dû à une tumeur à contenu liquide brun foncé. Opération. Kyste du pancréas, liquide séreux, alcalin, transformant amidon en sucre. Guérison.

OBSERVATION

(Karesky : *Deutsche méd. Wochenschr.* 1890 n° 46)

Homme de 58 ans, chute sur le rebord costal gauche. Vomissements persistants, douleur à l'épigastre, anorexie, pesanteur dans la région de l'estomac, vomissements après les repas. Quatre mois après, apparition d'une tumeur sous le rebord des fausses côtes gauches et sur la ligne mamillaire. Opération : kyste du pancréas. Issue de trois litres d'eau, liquide doué d'une action diastasique très prononcée. Fistule persistante, laissant écouler un liquide ayant toutes les propriétés du suc pancréatique.

Toutefois il peut arriver, comme dans les deux cas qui suivent, que le liquide retiré par la ponction n'émulsionne pas les graisses. Ce n'est que quelques jours après, comme dans les deux observations suivantes, que cette propriété se retrouve dans le liquide qui s'écoule de la fistule opératoire.

OBSERVATIONS (résumée)

(KARESKY : *Deutsche medic. Wochenschr.*, 1890 n° 46)

Homme de 25 ans, fait une chute sur la région abdominale gauche, vomissements. Quatre semaines après, apparition d'une tumeur provoquant des troubles dyspeptiques, vomissements, coliques, dégoût de la nourriture habituelle. Ponction exploratrice de la tumeur qui allait du mamelon à l'ombilic. Elle donne issue à un liquide fluide brunâtre, alcalin, très riche en albumine, contenant des goutelettes graisseuses et des globules sanguins, opération : kyste du pancréas, contenant deux litres de liquide. Ce liquide analysé donna une faible réaction alcaline. Il se dépose par le repos un rendement épais, grisâtre, composé de globules sanguins, de leucocyte, de caillots de fibrine. Le liquide ne contient ni sucre ni peptone ; mais il renferme de l'albumine. Il réduit l'amidon et le transforme en sucre, mais n'émulsionne pas la graisse. Le liquide recueilli au sortir de la fistule quelques jours après l'opération est clair, transforme l'amidon en sucre et émulsionne les graisses.

OBSERVATION

(KULENKAMPFF : *Berl. Klin. Woch.* 1882 n° 7)

Ouvrier 39 ans, est pris le 22 mars 1881 par un engrenage, fait plusieurs tours en l'air. Pression douloureuse au niveau de l'épigastre et de l'hypocondre droit. Au bout de trois semaines, douleur vive et intermittente persiste dans les régions épigastrique et hépathique. En mai ; tumeur allant de l'épigastre à l'ombilic. Ponction avec le trocart de l'aspirateur Potain, on avait un litre de liquide clair, riche en albumine, très alcalin, quelques globules sanguins. Opération. Fistule, le liquide transforme alors l'amidon en sucre et émulsionne les graisses. Guérison.

Rein

Grawitz qui a rapporté 108 cas de ruptures sous-cutanées des reins, et Reczey qui en a rapporté 120, sont persuadés que ces faits sont beaucoup plus nombreux qu'on ne le pense, car la plupart guérissent simplement et ne sont pas publiés. Les cas cités par ces auteurs sont des cas graves, puisque le premier indique une proportion de 50 décès sur 108 cas, et le second de 67 décès sur 120 cas. Un certain nombre de ces morts sont dues à des suppurations, suppurations qui ne peuvent se produire que par une infection microbienne s'opérant soit par le sang, ce qui est la règle, soit par les lymphatiques de l'intestin, cela surtout quand celui-ci est blessé. Il semblerait que cette suppuration devrait être la règle, à la suite de ce que l'on sait du mélange de l'urine et du sang. L'on sait aujourd'hui, par les expériences de Tuffier sur les chiens, qu'il ne se fait pas de sécrétion au niveau d'une plaie.

Les déchirures du rein, parfois complètes, sont généralement transversales et partent du hile. Cette division tiendrait à ce que le rein primitivement lobulé présenterait une région de moindre résistance par suite d'une réunion imparfaite. Mais les expérimentations faites à ce sujet n'ont donné aucun résultat. Le symptôme capital de la lésion rénale est l'hématurie, bien que ce dernier puisse manquer si l'urétère vient à être oblitéré par les caillots. Maunoury a noté le cas d'un charretier dont les reins étaient écrasés et qui avait des urines à peine teintées. Généralement ces hématuries s'accompagnent de frissons et de fièvre. Dans le cas suivant, l'observateur n'a pu noter que la perte de connaissance au moment de l'accident comme symptôme autre que l'hématurie.

OBSERVATION (résumée)

(Reczey : *Wiener klinik*, novembre 1888)

Jeune garçon de 13 ans, tombé d'un échafaudage sur la région lombaire gauche. Après avoir repris connaissance, il regagne à pied son domicile. Entre à l'hôpital 43 jours après son accident pour des hématuries profuses. A la suite d'une période d'amélioration, le septième jour nouvelles hémorragies; le dixième, frissons; le vingt-deuxième, mort.

Autopsie. — Rupture complète du rein gauche, péritonite généralisée purulente. Pneumonie franche du lobe inférieur gauche, anémie extrême de ce viscère.

Mais il peut aussi y avoir de la cystite qui facilite l'ascension de l'infection et finit par produire la pyélonéphrite. L'observation de Tuffier en est un exemple. Mais il faut dire que, antérieurement au traumatisme, la femme était enceinte de trois mois et avait une cystite.

OBSERVATION

(TUFFIER : *Annales des maladies des organes des voies génito-urinaires,* 1892, t. 10)

Gr... Eug., femme grande, forte, âgée de 30 ans. Mariée à 20 ans. Avait eu cinq enfants sans complication puerpérale. Enceinte de trois mois. Cystite depuis le premier mois de sa grossesse. Entrée, le 29 décembre 1891, à l'hôpital Beaujon. Cette femme était montée, le 15 décembre, sur une chaise pour étendre du linge, quand elle tomba sur le flanc droit, qui porta sur le bord tranchant de la chaise. Elle ressentit une douleur, mais elle put se relever, se reposa quelques instants puis reprit son travail quoique souffrant toujours. Aucune hématurie appréciable le lendemain et jours suivants. Ces douleurs persistèrent, elle continua encore à travailler quatre jours. Le 20 décembre, les douleurs devinrent excessivement vives, il lui fut même impossible de supporter sur la région lombaire la pression des vêtements ; la marche devint difficile, un frisson se manifesta, et la força le lendemain à garder le lit. Au bout de sept jours, en présence de la température très élevée, des souffrances et de la gravité de l'état général, on l'envoya à l'hôpital.

Nous constatons alors un état général rappelant celui des infections graves : peau sèche, chaude, langue rouge, respiration rapide, température 40°. La malade accuse seulement une douleur vive dans le flanc droit, qui est exaspérée par la pression ou les mouvements. Cette douleur se localise dans la fosse lombaire et plus profondément que la masse musculaire.

En enfonçant les doigts au-dessous de la douzième côte, on provoque une douleur extrêmement vive. Le rein est un peu augmenté de volume et perceptible au-dessous des fausses côtes, il ballotte nettement. Rien à la région lombaire gauche, au foie, à l'intestin. Les urines sont foncées, léger trouble par le repos, pas de pus. Utérus dont le volume correspond à une grossesse de trois mois. Opération. Quatorze jours après l'opération, elle est prise de douleurs abdominales et de tous les signes d'une phlegmatia alba dolens. Température 38° 4. Je pense à un avortement probable. Au toucher vaginal, col dilaté avec écoulement de liquide fétide par le vagin. Le lendemain, température 38° 5 à 39. Dilatation du col. Le lendemain, température 39°, curettage de l'utérus. Température le 15, a 38°; le 16, a 37° et le 17 également, mais en exécutant un léger mouvement la malade est prise d'une angoisse précordiale extrême, d'une dyspnée très vive avec syncopes. Mort quelques heures après.

Autopsie. — Les organes de l'appareil digestif sont sains. L'utérus gros comme une tête de fœtus déborde l'excavation, en avant, on aperçoit une plaque brune, large comme une pièce de 5 francs, les téguments larges sont sains du côté opéré. Les vaisseaux du rein adhèrent à l'urétère. L'artère et la veine rénale sont complètement oblitérés par un caillot. La veine cave, saine, présente, à 3 centimètres des iliaques primitives, un caillot anorique qui l'obture, se prolongeant assez loin dans les veines iliaques primitives surtout à droite où siège la phlébite constatée pendant la vie. Le caillot s'arrête à gauche au niveau de la fémorale, à droite il va au-delà de l'anneau crurale. Le cœur était en dégénérescence graisseuse. L'artère pulmonaire, le péricarde, les poumons et la plèvre sont sains, le foie graisseux; le rein gauche un peu gros, pâle.

Le rein enlevé pendant l'opération a son volume normal. Son bord convexe présente à l'union de son tiers supérieur avec les deux tiers inférieurs la trace d'une contusion se manifestant par une ecchymose noire de la dimension d'un pièce de 0 fr. 50 environ. Près d'elle se voit un abcès de la grosseur d'une noisette. La face antérieure est le siège de nombreux petits abcès isolés ou agglomérés, du volume d'un grain de millet à un pois, plus abondants à la partie inférieure où réunis ils forment une tumeur du volume d'une noisette. La face postérieure est le siège de ces petits abcès moins nombreux, affectant une disposition rectiligne recouvrant le grand axe de l'organe. L'aspect des substances corticales et médullaires est normal, sauf au point contus, qui présente une coloration noirâtre à sommet correspondant à la substance corticale, et dont le sommet correspond à la substance médullaire. Les calices, le bassinet et l'uretère sont indemnes.

Vessie

Les blessures de la vessie peuvent être distinguées en extra-péritonéales et en intra-péritonéales. Les premières ne nous occuperont pas, car bien que représentant à peu près le tiers des cas des blessures de cet organe, les conditions dans lesquelles elles sont produites les font sortir du cadre de notre sujet. En effet, la vessie n'est point distendue et est entièrement contenue dans le bassin. Au contraire, dans le cas de blessures intra-péritonéales, la vessie distendue par le liquide s'élève jusque dans l'hypogastre où elle offre d'ailleurs un but aux traumatismes. Les blessures de la vessie se présentent généralement sous la forme de fente intéressant à des degrés divers les couches de la vessie ; la séreuse est la plus atteinte. La direction de ces fentes serait verticale ou oblique suivant Ferraton, horizontale d'après Lesur ; pour Maltroit, il n'y aurait rien de positif. Ces plaies sont rarement multiples. Ce qui, comme dans tous les cas où l'on a affaire à un organe creux contenant des liquides plus ou moins aseptiques, aggrave toujours le pronostic, c'est l'épanchement surtout brusque d'urine qui ne tarde pas à provoquer la péritonite et la mort, bien que l'on suppose l'urine aseptique. Ce qu'il y a de remarquable, c'est que les expérimentateurs, tels que Tuffier et Strauss, en opérant par injections successives, n'ont produit aucun effet sur le péritoine.

Les symptômes généraux sont ceux du shock et fort souvent ceux de l'alcoolisme aigu. Les symptômes locaux seront l'absence du globe vésical, une fois que l'on saura que l'individu n'a pas uriné longtemps avant son accident. Puis une douleur, souvent terrible, siégeant à l'hypogastre et s'irradiant rapidement à tout l'abdomen, s'accroissant avec l'infiltration urinaire. A ces symptômes s'ajoute le ténesme vésical. Quant à l'hématurie, elle peut être aussi bien rénale que vésicale. Le cathétérisme donne un écoulement peu abondant de liquide sanglant.

OBSERVATION (résumée)

(The Lancet : 6 février 1892)

Un homme de 30 ans, tombe et reçoit un fardeau sur le ventre. Douleur aiguë dans l'hypogastre. Envie d'uriner accompagnée d'impossibilité. Matité au-dessus du pubis. Facies anxieux, grippé, pouls petit, abdomen distendu. Opération. Perforation de la vessie à la paroi postérieure. Epanchement d'urine dans le péritoine. Signes de péritonite. Mort avant la fin de l'opération.

On n'indique pas dans cette observation si le cathétérisme a été pratiqué. Dans l'observation suivante de Blum, le cathétérisme donne issue à une urine claire. Il n'y a pas non plus de signes de ruptures.

OBSERVATION (résumée)

(Blum : *Archives génér. méd.*, juillet 1888)

Homme, coup de pied de cheval dans l'abdomen. Impossibilité d'uriner; urines claires et abondantes retirées par le cathétérisme. Pas de signes de rupture de la vessie. Opération. Déchirure du fond de la vessie. Guérison.

Voici une observation qui au contraire présente un tableau clinique complet.

OBSERVATION (résumée)

(Rose : *Berl. Klin. Woch.*, décembre 1890)

Enfant de 7 ans. Un cheval lui a passé sur le ventre. Nausées, vomissements. Constipation. Pâleur et refroidissement. Température 35°6, pouls 130. Miction impossible. Stupeur locale. Mouvement des membres inférieurs douloureux. Ventre tendu, sensible à la pression. Matité s'étendant à deux travers de doigt au-dessus de la symphyse. Opération. Rupture de la vessie. Guérison.

Ces lésions évoluent d'une façon fatale puisque M. Vincent affirme que l'opération est la seule chance de salut du blessé, quelles que soient les complications consécutives, péritonite ou infiltrations sanguine et urinaire.

Péritoine

La séreuse péritonéale ne se contente pas d'être atteinte assez souvent, en même temps que les organes sous-jacents, mais encore elle vient compliquer, d'une façon redoutable, les blessures de tous les organes de l'abdomen. Toutefois dans certains cas, par exemple dans la rupture des voies biliaires, la péritonite qui résulte de l'épanchement de bile se borne à une légère irritation qui fournit assez de néo-membranes pour enkyster la collection liquide. Mais quand au lieu d'un liquide aseptique, le péritoine est envahi par les matières fécales, à la suite d'une perforation de l'intestin, ou par des matières alimentaires, à la suite d'une rupture de l'estomac, l'inflammation de la séreuse ne tarde pas à évoluer mortellement. Ces réactions péritonéales sont pour ainsi dire des blessures par contre-coup. Mais dans certains cas, la blessure de l'abdomen porte sur le péritoine seul, alors atteint par une blessure directe, et qui réagit d'ailleurs de la même façon que dans le cas précédent. Cependant le pronostic est meilleur car il n'existe pas ici d'épanchement de matières essentiellement infectantes. La péritoine réagit suivant deux modes différents; l'un, le mode de la péritonite suraiguë, l'autre, le mode de la septicémie intestino-péritoneale qui se distingue du précédent par sa marche insidieuse. Les observations qui suivent se rapportent, les deux premières au premier mode d'évolution, la dernière au second.

OBSERVATION

Malgat Albert, cavalier au 9ᵉ dragons, 21 ans, reçoit le 18 novembre 1886 à 11 heures du matin un coup de pied de cheval à l'abdomen; sous l'influence du choc, il est renversé et tombe presque en syncope ; on le relève et on le porte dans son lit ; mais comme il ne se plaint d'aucune souffrance, on ne le fait visiter qu'une heure après l'accident.

A cette visite, on constate : facies non grippé, mais grande pâleur du visage et des téguments, pouls petit et fréquent, pas de froid ni de cyanose des extrémités, si ce n'est des oreilles ; quelques nausées, pas de traces de lésions sur les parois abdominales, pas de tuméfaction du ventre, très légère douleur au flanc droit, point où le coup a été reçu, cette douleur n'augmentant pas sous la pression ; quelques frissons le long de la colonne vertébrale ; il est envoyé d'urgence à l'hôpital civil de Niort où il entre le lendemain avec le diagnostic de péritonite traumatique à la suite d'une contusion de l'abdomen sans lésion apparente des parois abdominales. Vers six heures du soir une douleur vive, aiguë, se manifeste au flanc droit, accompagnée bientôt de nausées, d'un sentiment assez grand de froid, surtout aux extrémités, de coliques, qui, à leur tour, quelques heures après, sont suivies de selles douloureuses ; la figure porte l'empreinte d'une assez vive anxiété ; tout mouvement est douloureux, le décubitus sur le dos est seul possible.

Le 19 novembre, même état que la veille, pouls un peu plus plein, mais très fréquent, douleur s'irradiant dans tout le ventre ; il y a eu des vomissements.

Le 20, légère amélioration ; face moins pâle, moins de soif ; pouls à 90, douleur diminuée d'intensité, pas de nausées.

Le 21, le malade a un peu dormi ; douleur moins vive, mais s'éveillant sous l'influence du mouvement, facies moins anxieux, moins de soif, pouls à 80, plus de nausées ni de vomissements.

Le 22, douleur très médiocre qui s'exaspère à peine par les mouvements que le malade fait dans son lit, et semble localisée en quelque sorte dans les parois abdominales, pouls presque normal, mais cependant encore un peu petit, peu de gène dans la respiration, plus de frisson ; la selle qui a eu lieu dans la nuit a été douloureuse et un peu mêlée de stries de sang ; un léger sentiment de faim se fait sentir.

Le 23, le 24, continuation du mieux.

Le 25, amélioration excessivement notable, convalescence confirmée.

Le 30, les caractères de la guérison étant manifestes, Malgat est envoyé à la salle des convalescents de l'infirmerie régimentaire et reprend son service quelques jours après.

OBSERVATION

(Moullié : *Recueil de mémoires de médecine, de chirurgie et de pharmacie miliatires,* t. VI, 3e série, 1861.)

Guilhaud (Pierre-Félix), cavalier au 9e régiment de chasseurs à cheval, âgé de 27 ans, entré à l'hôpital civil de Niort le 22 octobre 1856, atteint de péritonite traumatique, à la suite d'une contusion de l'abdomen.

Le 22 octobre 1856, Guilhaud, étant à la manœuvre, tomba avec son cheval. Ce dernier, en se relevant, appliqua vivement et à deux reprises ses deux pieds de derrière sur l'abdomen de son cavalier, qui resta étendu sur le sol pendant quelques secondes dans un état voisin de la syncope, puis se releva péniblement et fit quelques pas dans l'intention de remonter à cheval.

Interrogé et visité en ce moment-là, Guilhaud dit n'éprouver que le sentiment d'un simple froissement dans tout le corps, principalement des parois abdominales, à l'hypocondre gauche, ainsi qu'un peu de gêne dans la respiration. La face est très pâle, le pouls petit ; la peau, blafarde, possède la température normale, mais est légèrement couverte de sueur ; les parois de l'abdomen ne présentent aucune lésion apparente ; pas de rougeur, pas d'ecchymose; pas de douleur augmentée ou diminuée par la palpation, pas de ballonnement. Ne voulant pas écouter le médecin, qui l'engage à prendre une voiture qui doit le transporter, ce cavalier traverse le terrain de manœuvres et va au-devant de la voiture, soutenu, toutefois, par un de ses camarades.

On prononça son envoi à l'hôpital. Un quart d'heure après l'accident et pendant le trajet, le blessé se plaint de nausées, d'une douleur assez vive à l'hypocondre gauche et à la fosse iliaque droite, de coliques, de frissons et du froid, surtout aux extrémités.

Dès qu'il est couché, on constate : face grippée et très pâle, yeux légèrement caves, abaissement de la température de la peau, cyanose des extrémités et des oreilles, langue chaude, sèche; soif; pouls petit et fréquent; intelligence complète; douleur abdominale s'aggravant sous une très faible pression; pas de ballonnement, vomissements de matières alimentaires et un peu verdâtres.

Le 23 octobre, douleur toujours vive et générale dans tout le ventre, léger ballonnement, mais son assez clair à la percussion; quelques vomissements porracés; soif vive; physionomie toujours grippée; léger abaissement de la température de la peau; pouls petit, 130 pulsations; respiration costale, pénible et rapide.

Le 24, peu d'amélioration.

Le 25, douleur abdominale bien moindre; pas de ballonnement, selle liquide, pouls un peu plus plein : 100 pulsations; facies moins pâle et moins grippé; quelques nausées, mais plus de vomissements.

Le 26, douleur, mais légère, à la région ombilicale; plus de vomissements ni de nausées; pouls à 90, mais toujours petit; respiration moins rapide et moins gênée; face un peu colorée; chaleur normale de la peau et des extrémités.

Le 27, sommeil dans la nuit; plus de douleur abdominale, même sous l'influence de la palpation et de la percussion; plus de nausées; pouls assez plein et à 80 pulsations; peau colorée et de température ordinaire; sentiment de faim.

Les 28, 29, 30, l'amélioration continue; cependant il y a faiblesse générale, quelque gêne dans la respiration. Guilhaud demande à être envoyé en congé de convalescence et à partir le plus tôt possible; on le laisse sortir.

Pendant ce congé, sa guérison s'est parfaitement confirmée et à son retour il a pu faire un très bon service, ne ressentant aucune gêne ni aucune douleur de l'abdomen.

OBSERVATION (résumée)

(Boiffin : *Mercredi médical*, avril 1893)

Un homme vigoureux de33 ans reçoit un coup de pied dans l'abdomen. Le choc a été peu violent, l'homme étant près du cheval. Il ne tombe ni ne perd connaissance. Douleurs persistantes au point contus. Puis plus de douleurs, pas de nausées, ni de vomissements, ni de ballonnement du ventre. Facies grippé, agitation, soif vive, pouls petit, serré : 120. Température, 36°5. Le malade n'accepte pas l'opération. Apparaissent le troisième jour le ballonnement du ventre, les nausées, de rares vomissements bilieux, douleurs vives. La température est 39°5. Meurt dixième jour.

Elle débute en général à une époque voisine de l'accident; elle est annoncée par des douleurs plus intenses, des frissons violents ; la pression exaspère la douleur qui, d'abord localisée à la région blessée, gagne bientôt tout l'abdomen. La température atteint 40°. En peu de temps le malade est complètement transformé, son facies pâle, grippé, contracté exprime l'atrocité de ses souffrances. Puis successivement des nausées et des vomissements porracés. Enfin le ventre se ballonne, les urines deviennent rares ; le malade tombe dans un état de prostration profonde, les extrémités se refroidissent et la mort survient. Tel est dans la plupart des cas, le tableau clinique surtout dans les cas où elle est secondaire, car elle est généralement diffuse. Ce qui fait que dans les cas où elle est primitive, elle est d'un pronostic un peu moins sévère, c'est que parfois elle est circonscrite.

Vaisseaux abdominaux

Nous ne citerons ici que pour mémoire la possibilité des vaisseaux abdominaux, autres, bien entendu, que la veine porte qui est parfois intéressée dans les traumatismes du foie. Les exemples en sont d'ailleurs rares.

Burney cite un cas où la pancréatuo-duodénale était en cause, et Legouest, l'aorte. Velpeau, plus heureux, parle de trois cas de la veine cave ascendante ; Chapuis et Laude, d'un cas de l'artère mésentérique. Nous rapportons un autre exemple où l'aorte a été intéressée en même temps que le rein et où il s'est produit un anévrisme du vaisseau artériel.

OBSERVATION (résumée)

(*The Lancet*, 14 novembre 1891).

H. B..., 21 ans, a fait une chute d'un lieu élevé, douleurs vives, urines sanglantes. Le sang n'apparaît que dans les urines. Il est donc d'origine rénale. Dans la région lombaire douleurs spontanées très vives, augmentées par la pression s'irradiant dans le testicule. Au bout de trois jours douleur dans la région ombilicale et vomissements. Au même point que la douleur, on sent bientôt une tumeur pulsatile présentant un thrill à la palpation. Cet anévrisme augmente et commence à incommoder le malade. Les urines sont claires. La station verticale et la marche possibles.

CHAPITRE IV

Complications. — Lésions multiples

Les lésions multiples portant sur des organes différents aggravent singulièrement le pronostic. Ces cas sont d'ailleurs assez rares, ils ne peuvent guère se produire dans les conditions d'un choc rapide et limité à une petite portion de la surface abdominale. Ils se rencontrent au contraire plus souvent lorsque l'agent vulnérant est resté en contact avec le corps, surtout dans les cas où celui-ci a été appliqué contre un plan résistant. Sous ce rapport, les accidents de chemins de fer donnent assez souvent lieu à ces ruptures multiples, mais elles sont généralement accompagnées de fractures osseuses, ce qui ne permet pas de se prononcer assez bien sur la cause réelle de la blessure. L'observation suivante au contraire est très nette.

OBSERVATION

(Ducrest-Lorgerie ; *Recueil de mémoires de médecine, de chirurgie, et de pharmacie militaire*, t. V, 3e série, 1861).

Guérin, canonnier, conducteur au 15e régiment d'artillerie, constitution robuste, n'ayant jamais fait de maladie grave, se trouvait le 8 août 1858 de service au quartier général. A quatre heures de l'après-midi, on le commande pour porter une dépêche. Il venait de manger la soupe, dont l'heure ce jour-là (c'était un dimanche), se trouvait avancée. Il fut donc obligé de fermer son habit, se serrer, ceindre son sabre peu de temps après son repas. Le ceinturon du sabre trop serré a exercé une pression qui, en comprimant l'abdomen au-dessous de l'épigastre, n'a pu que mettre obstacle au libre cours des matières alimentaires en voie de digestion et favoriser par suite une rupture dans les portions d'intestin situées au-dessus de la zone de compression formée par le ceinturon.

Guérin va prendre son cheval, l'amène sous la voûte de sortie et met le pied à l'étrier ; mais l'animal s'effraie, fait un brusque demi-tour en glissant sur les pieds de derrière, refoule l'homme contre le mur et la croupe vient s'appuyer avec une extrême violence contre la partie latérale droite du tronc, le côté gauche restant appuyé sur le sommet d'une borne près de laquelle Guérin s'était imprudemment placé, à demi-renversé, pris comme dans un étau entre son cheval et l'obstacle résistant du mur et de la borne, il supporta un choc des plus rudes.

Il est transporté immédiatement à l'infirmerie du corps dans l'état suivant : face pâle, crispée, couverte d'une sueur froide, portant l'empreinte de la souffrance et de la plus vive angoisse ; parole brève, saccadée, agitation extrême, cris aigus ; pouls petit et filiforme. L'examen des parois abdominales ne fournit aucun indice ; il n'existe extérieurement aucune trace de contusion. La pression la plus légère exercée sur le ventre et l'épigastre provoque une vive douleur.

Le lendemain 9 août, le décès a lieu à quatre heures de l'après-midi, vingt-quatre heures après l'accident.

Autopsie. — Une injection sanguine cadavérique a envahi toutes les parties déclives du corps ; le ventre est fortement ballonné. Dans la cavité thoracique, existe à droite entre les plèvres un petit épanchement de sérosité ; du côté du cœur, rien à signaler. Les poumons sont crépitants ; celui de gauche offre à sa base une légère infiltration sanguine.

Dans la cavité péritonéale, épanchement de sérosité légèrement purulente. En enlevant l'estomac et le duodénum on découvre un épanchement de matières bilieuses répandu sous le feuillet du péritoine qui passe au-devant du duodénum et le maintient en place. Sur la seconde portion du duodénum, se voit une ouverture dont le diamètre est d'un centimètre environ et par laquelle la bile s'est répandue. Les bords de cette ouverture sont comme écaillés.

La rate est intacte, le foie ne présente aucune lésion, mais le rein droit, avec lequel se trouve en rapport la deuxième portion du duodénum est rouge et légèrement tuméfié ; incisé, il laisse écouler un sang noir et épais, les substances tubuleuse et corticale sont d'une couleur rouge intense. Les parois de l'intestin grêle et du gros intestin sont légèrement injectées.

En dehors de l'hémorragie, le foie présente quelques complications, d'ailleurs notées comme assez rares. Ce sont : les abcès, consécutifs, la plupart du temps, à la formation des collections sanguines intra-hépatiques ; les embolies, constituées par le transport de fragments sains de parenchyme du foie. Schmorll en cite deux cas : Dans le premier on retrouve de ces fragments dans le cœur droit et de l'artère pulmonaire. La persistance du trou ovale permit de retrouver ces fragments dans l'oreillette gauche et l'artère rénale gauche chez le second sujet.

La rate ne présente guère comme complication que l'hémorragie. Les autres organes, ne présentent rien de bien particulier. Je ferai toutefois exception pour le rein qui peut être la source d'abcès. En outre, une observation assez intéressante, me permet de citer l'urémie, comme une complication possible des blessures du rein.

OBSERVATION

(DORANGE : *Archives de médecine militaire*, mars 1894)

Le 4 avril 1893, le jeune soldat R..., du 10e escadron du train, faisait de la voltige. Au moment où il passait la jambe droite par dessus la croupe du cheval, celui-ci détacha une ruade qui projeta l'homme en avant. Le cavalier se contusionna violemment le côté droit du ventre contre le pommeau du surfaix de voltige, subit une seconde secousse à une nouvelle ruade et cette fois le côté gauche heurta le pommeau. Le blessé se maintint en selle par un effort vigoureux, mais il cria immédiatement : « Arrêtez ! Je suis blessé. »

Pris d'un vomissement abondant, R... peut remonter seul dans sa chambre. A peine étendu sur son lit, il se sent défaillir, se plaint de douleurs atroces dans le ventre. Quelques heures plus tard, il était en état de stupeur, pouls petit, fréquent, irrégulier; facies grippé, immobile, inquiet; la température était abaissée ; douleurs spontanées très vives dans les fosses iliaques, arrachant des cris au malade à la moindre pression. Vomissements.

Le 5, le mal est aggravé, pouls 120, température 36°9, ventre ballonné, très douloureux à la pression, pas de selle, anurie. Le cathétérisme est répété inutilement. Il donne lieu à une douleur très vive quand la sonde arrive dans la vessie.

Le 6, l'état du malade empire, pouls 120, température 36°6. L'abdomen, considérablement distendu, est le siège d'un épanchement liquide. Quelques gaz et très peu de matières sont rendus par l'anus.

Cinq vomissements dans la journée. Anurie. Dyspnée existant depuis la veille et rappelant la dyspnée urémique. Peu de délire, le délire est modéré, tranquille, doux, transitoire, dont on tire facilement le malade. On porte le diagnostic de rupture vésicale.

Le 7, les symptômes précédents persistent, la température est descendue à 35°8. L'intervention est décidée.

Laparotomie médiane, ouverture du péritoine. Ecoulement d'un liquide sanguinolent, très abondant, deux litres environ. Ce liquide a une odeur spéciale, et rappelle assez bien celle de l'urine fortement teintée. La vessie est reconnue saine; elle conserve tout le liquide injecté par le canal de l'urèthre au moyen d'une sonde molle. Pas de perforation du côté de l'intestin, mais le bassin est plein de sérosité sanguinolente, sans traces de parcelles alimentaires ou de substances pouvant provenir du tube digestif. Quelques adhérences du côté du cœcum. Lavages répétés. Drainage à cause du suintement séro-sanguinolent très abondant. L'abdomen est refermé. Pansement.

Le 7, à quatre heures du soir, le blessé se déclare soulagé, la température est remontée à 37°1. Il ne souffre pas, il ne se plaint que de la soif. Anurie persistante, cathétérisme sans résultat. Pas de vomissements. Dyspnée un peu moins forte.

Le 8, le pouls est à 130, la température est retombée à 36°8; délire; le malade, qui reconnaît tout le monde, sauf la religieuse, veut se lever; la dyspnée est forte. Cette dyspnée et ce délire, qu'en raison de l'anurie persistante, nous considérons comme étant d'origine urémique, ne nous laissent plus d'espoir.

Dans la nuit du 8 au 9, le malade tombe peu à peu dans le coma, dont une interpellation un peu vive le tire à peine. Il meurt le 9 au matin, après quelques convulsions.

Autopsie. — Cadavre d'un homme vigoureux, assez bien musclé. Ventre ballonné. Pas de trace de contusions des parois abdominales. Pas d'épanchement sanguin dans le tissu cellulaire sous-cutané, ni dans les muscles. Par la pression on fait sourdre par le drain un liquide sanguinolent qui remplit la cavité péritonéale. L'incision faite au niveau de la ligne blanche est presque réunie et ne paraît le siège d'aucune inflammation, ni au niveau de la surface cutanée, ni du côté du péritoine. L'intestin grêle, dilaté par les gaz, est sain dans toute son étendue. Le cœcum, également distendu, est le siège d'une ecchymose très marquée, d'une hauteur de 8 centimètres environ à la face postérieure et s'étendant au méso-cœcum. Il y a à ce niveau un certain degré de péritonite. Le côlon présente également dans sa portion descendante deux ecchymoses indiquant bien que le blessé a été pour ainsi dire ballotté et que le traumatisme a porté en plusieurs endroits. Sur ces différents points l'infiltration sanguine est surtout sous-séreuse et intra-musculeuse, la muqueuse, probablement en raison de sa mobilité sur la tunique musculeuse est intacte et ne présente aucune rupture, nulle trace d'éclatement ou de déchirure. Rien de spécial du côté de l'estomac qui est plein de liquide. La vessie est saine et ne contient pas de liquide. Le foie, la rate, le pancréas sont sains. La fosse iliaque droite est pleine d'un liquide séro-sanguinolent très abondant ayant une odeur spéciale qui nous fait penser à de l'urine mêlée à du sang. Lorsque le cadavre a été renversé et que la partie liquide de l'épanchement a disparu on trouve encore sur toute la surface du bassin et de la région rénale, un magma d'une épaisseur de 2 centimètres, de couleur lie de vin et ayant beaucoup d'analogie avec la chair de boudin cuit. Sous cette matière, formée d'un mélange de sang et d'urine, une vaste poche molle, fluctuante, piriforme, d'une longueur de 20 centimètres, constituée par un bassinet dilaté. L'ouverture donne lieu à l'écoulement d'un liquide rougeâtre, analogue à de la lie de vin, formé sans aucun doute d'urine mêlée de sang, et pouvant être évalué comme quantité à un litre et demi. La tumeur est constituée par une poche unique, et la substance rénale notablement aplatie sur ses faces porte, au niveau de son hile et de son extrémité inférieure, les traces d'une contusion violente qui a détruit l'uretère ainsi que la tunique propre de l'organe en cet endroit. En dessous de cette poche rénale formant, comme nous venons de le voir, une hémo-hydronéphrose, le muscle carré des lombes, l'aponévrose des transverses de l'abdomen sont infiltrés de sang. Si maintenant nous passons à l'examen du rein gauche, nous y trouvons exactement les mêmes lésions mais atténuées. Nous avons vu plus haut que le côlon descendant, dans sa portion qui correspond au rein gauche, présentait deux points ecchymotiques. On trouve dans le bassin le même liquide séro-sanguinolent, le même magma; le tissu rénal est contusionné, et au niveau de la naissance de l'uretère les tissus sont comme écrasés, le conduit excréteur ne peut être retrouvé. L'hydronéphrose ici encore existe; une urine rougeâtre s'est accumulée dans le bassinet; mais en quantité moins considérable qu'à droite, environ 15 centilitres; le tissu rénal est moins atrophié et la forme de la tumeur est sphéroïde. On ne trouve traces de calculs dans aucun des deux reins.

Duplay a rapporté en 1878 une observation très curieuse d'épanchement séreux dans le péritoine, formé par un liquide citrin et ayant de la tendance à la reproduction. Au début d'ailleurs le malade présenta des symptômes de péritonite. Voici cette observation :

OBSERVATION

(Duplay : *Archives générales de médecine*, 1878, t. I)

Le 2 juin 1877, Louis R..., tenant par la bride deux chevaux attelés à une voiture chargée de 4.000 kilos de plâtre, fut pris entre le timon de sa charrette et une voiture lourdement chargée. Le choc eut lieu à la partie inférieure du sternum, mais le timon, glissant de haut en bas, vint buter l'hypocondre droit. De l'avenue de l'Opéra où le traumatisme eut lieu jusqu'à l'hôpital Saint-Louis, Louis R..., put marcher seul, conduisant ses chevaux par la bride. Agé de 30 ans, très vigoureux, et sans antécédent héréditaire, R..., à son entrée à la salle Saint-Augustin à huit heures du soir, une heure après l'accident, accuse à peine une légère douleur dans la région abdominale contuse. Les parois de l'abdomen ne présentent aucune lésion apparente; ni rougeur, ni ecchymose, ni ballonnement. Le lendemain matin, 3 juin, M. Duplay ne put constater aucun signe physique ou fonctionnel; le malade a mangé, dormi, et bu presque comme d'habitude. Mais le soir vers trois heures de l'après-midi, le malade est pris de frissons, il sent quelques coliques, la fièvre s'allume, la soif devient vive, la langue sèche ; en même temps douleur vive, aiguë, dans la partie contuse. Bientôt surviennent des nausées, puis des vomissements alimentaires. Le 4, le ventre est ballonné à droite ; douleur plus forte à la pression ; pouls accéléré, petit ; température 39°2. Facies déjà grippé ; nausées ; un vomissement porracé. Urines normales. Constipation. Les 5, 6, 7, 8, continuation de ces mêmes sxmptômes de péritonite.

Les deux ou trois jours suivants, le pouls diminue peu à peu de fréquence, mais reste toujours petit ; la température s'abaisse ; le facies est moins grippé, la douleur abdominale n'a pas entièrement disparu ; mais elle a changé de caractère, elle est sourde, profonde, irrégulière ; pas de douleur du côté du foie ni d'ictère, l'appétit se réveille, mais il reste comme une faiblesse générale. Le 13, le malade semble guéri ; sauf cette douleur profonde circonscrite à l'endroit où a porté le coup de timon. Rien d'anormal à l'examen, les parois abdominales sont soulevées, rien à la percussion qui est un peu douloureuse. On ne peut sentir le liquide dans la cavité péritonéale. Au commencement du mois de juillet, le côté droit du ventre semble plus gros que le côté opposé ; le son n'est pas aussi clair à la percussion. Les jours suivants ces signes physiques s'accroissent. Constipation fréquente. La palpation et l'auscultation ne donnent rien. La matité ne se déplace pas en faisant varier la position du malade. On constate bientôt de l'empâtement de la région droite de l'abdomen, puis quelques jours après de la fluctuation. La matité absolue au niveau de la tumeur s'arrête brusquement à sa circonférence. Le rein n'est point douloureux à la pression.

Le liquide augmentant jusqu'à rendre les douleurs plus vives, la respiration s'embarrasse. Ponction, liquide ascetique, deux litres environ, très albumineux, aucun élément biliaire ou hépathique.

Les parois de la poche reviennent sur elles-mêmes. Soulagement considérable. Mais le malade ne tarda pas à ressentir de nouveau ces douleurs sourdes et profondes qui suivirent sa péritonite aiguë. A la fin d'août on sent de nouveau l'empâtement. Le volume du ventre augmente, les douleurs deviennent plus fortes ; la fluctuation très nette. La sensation de gêne douloureuse et de pesanteur de l'abdomen qui avait précédé la première ponction se montre bientôt. Les selles ne sont plus aussi fréquentes. La tumeur augmentant, la douleur devenant plus vive, on ponctionne et donne issue à un liquide citrin semblable à celui de la première ponction, environ deux litres et demi. Injection d'iode. Douleur vésicale de quatre à cinq heures, miction un peu gênée. Le malade mange le soir, et vomit aussitôt. Température 37°5. Le 26, pouls 116. Température 37°5. Vomissements peu abondants de bile. Facies légèrement grippé, douleur dans le ventre. Le 30, on constate la reproduction d'une petite quantité de liquide. Amélioration de l'état du malade. Au milieu de novembre il n'y a plus trace de liquide. Induration profonde, accolée à la paroi abdominale et se déplaçant avec elle. Sortie le 15 décembre.

En somme, sauf les hémorragies et les péritonites, les complications des blessures de l'abdomen sont rares.

CHAPITRE V

—

Du Blessé

La plupart des blessés, que ce soit le foie, l'intestin ou la vessie qui soient atteints, présentent en général, au premier moment, un état de stupeur particulier dû à l'ébranlement nerveux. C'est à l'ensemble de ces symptômes, qui ne sont d'ailleurs nullement, ainsi que nous le verrons, sous la dépendance de l'importance de la lésion, que Gubler a donné le nom de péritonisme. Il faut, en effet, le distinguer du shock traumatique qui est le plus souvent en rapport avec l'importance de la blessure, tandis que l'état qui constitue le péritonisme n'est en rapport qu'avec l'état d'ébranlement du système nerveux, ébranlement qui est d'ailleurs fort variable d'intensité et peut s'apaiser en une journée, comme dans l'exemple suivant :

OBSERVATION

(Clousat. — *Archives de médecine et de pharmacie militaire*, t. XIV, 1889).

Le 5 octobre, vers 8 heures du matin, le cavalier P... faisait de la voltige à cheval ; il reçut dans le mouvement dit « à terre et à cheval » au galop, un violent coup de reins, perdit l'équilibre, et en tombant reçut dans le côté gauche de l'abdomen le choc violent des jarrets de sa monture. La partie du membre qui constituait ici le corps vulnérant et qui a été sans aucun doute la pointe des jarrets, permettait de penser que la blessure serait relativement peu grave, qu'il n'y aurait pas notamment de rupture intestinale ; et c'est, en effet, ce que la marche ultérieure des symptômes a démontré. Néanmoins les phénomènes immédiats ont été sérieux. Il se produisit une syncope passagère ; le blessé, promptement ranimé, resta déprimé, on s'empressa de l'envelopper chaudement et de le transporter à l'hôpital, non en voiture mais en brancard. La sensibilité du ventre était très vive ; le météorisme alla en se développant toute la journée ; le facies était grippé ; le moral affaissé. J'avais quitté le blessé à 11 heures ; quand je le revis à 3 heures je fus surpris de constater un tympanisme aussi marqué, le ventre était distendu comme une outre, alors qu'il n'y avait eu aucun vomissement, que le pouls était calme et régulier, la physionomie assez bonne quoique inquiète. Le malade déclara qu'il n'avait pas uriné depuis l'accident, je lui affirmai qu'il pouvait uriner s'il le voulait, et presque immédiatement il vida sa vessie, qui contenait environ 300 grammes d'urine normale. Dans les heures qui suivirent, les autres muscles lisses reprirent peu à peu leur tonicité, le ventre ballonné s'affaissa graduellement, la sensibilité à la pression s'atténua, et, à la visite du lendemain, l'état local, comme l'état général, justifiait notre pronostic favorable.

OBSERVATION

(Chavasse : *Archives de médecine et de pharmacie militaire*, t. IV, 1884.)

Auvray (Victor), 23 ans, cavalier au 7e cuirassiers, entre à l'hôpital du Val-de-Grâce le 11 décembre 1883. Aucun antécédent morbide. Cet homme a reçu le matin même un coup de pied de cheval à l'épigastre, pendant sa garde d'écurie ; il a été projeté à terre et a perdu connaissance. Après la cessation de la syncope, qui a été de courte durée, il est transporté à l'infirmerie, où l'on constate seulement de l'angoisse respiratoire et une vive douleur spontanée et à la pression, siègeant au point frappé. Il arrive à l'hôpital deux heures après l'accident et présente les symptômes suivants : douleur très intense, exaspérée par la pression, localisée à la région sus-ombilicale; pas de vomissements, mais un peu d'état nauséeux; pas de ballonnement abdominal; gène respiratoire assez marquée; pouls plein, peu rapide; température à 38°. En outre, ce malade est moralement très déprimé, et cela surtout parce qu'il appartient au même peloton que son camarade victime d'un accident semblable, dont il a été question dans l'observation précédente.

Le soir, la température est encore à 38° ; même état général que le matin.

Le lendemain, aucune aggravation des symptômes précédents; dans l'après-midi, le malade se plaint de n'avoir pas uriné depuis son accident ; on retire par le cathétérisme environ trois quarts de litre d'urine légèrement colorée. Température, 38° le matin, 37°5 le soir.

Le surlendemain, les phénomènes s'amendent d'une manière très sensible et en quelques jours la guérison est complète.

Le 21 décembre, le cavalier sort pour reprendre son service.

L'incident suivant est à noter : l'avant-veille de son départ, il eut une selle accompagnée d'une légère perte sanguine, qui était due à la déchirure d'hémorrhoïdes externes.

OBSERVATION

(Reboul : *Manuel médical*, 1891)

Le nommé B... Henri, âgé de 28 ans, ferblantier, entre à l'hôpital Lariboisière, service de M. le Dr Périer le 14 octobre 1888. Dans l'après-midi, B... a été renversé par une voiture légère dont une roue a pris en écharpe l'abdomen dans les régions du flanc gauche et de l'ombilic. Léger collapsus, douleurs vives, ballonnement du ventre, hoquet. Le 15, même état, pas de vomissements, pas de douleurs vives, la stupeur diminue. Le 17, une selle normale, pas de sang. Le malade ne se plaint plus que d'une douleur dans le flanc gauche. Le 20, le malade s'alimente. Sort le 27.

Ou bien l'on peut voir cet état persister et entraîner la mort au bout de deux ou trois jours.

OBSERVATION

(*Archives du Comité technique de santé.*)

Dans la nuit du 16 au 17 janvier 1892, vers onze heures et demie, le cavalier L... reçoit un coup de pied de cheval dans la région abdominale inférieure. Projeté sur le sol, il peut se relever au bout de dix minutes et se recoucher sur la litière de l'écurie. Vers minuit, un camarade le trouve et le conduit dans sa chambre, où il est pris de vomissements. Vers sept heures du matin, le 17, on constate chez le blessé un facies nettement abdominal, une légère hébétude, un pouls petit, et du côté de l'abdomen, un léger ballonnement et une extrême sensibilité dans toute son étendue. A onze heures, le facies est grippé, le teint plombé, le nez effilé, le pouls petit, fréquent.

Il se plaint de douleurs atroces, généralisées à tout le ventre. Vomissements incessants de liquides verdâtres, ventre météorisé, extrêmement sensible au toucher. Température 38°4. Le 18, température 37°8 ; les douleurs et les vomissements continuent ; le météorisme a augmenté ; urines normales, pas de selle, faiblesse générale considérable. Le 19, vomissements plus rares que dans la journée d'hier, une selle considérable mais normale. La faiblesse est extrême. Mort dans la nuit du 19 au 20. Pas d'autopsie.

Parfois même, mais beaucoup plus rarement, la mort peut être immédiate.

C'est le cas de cet apprenti relieur de 15 ans qui, jusque-là bien portant, reçut dans une querelle un coup de poing dans l'estomac. Le jeune homme s'affaisse et meurt au bout de quelques minutes.

A l'autopsie, on trouva une rigidité cadavérique très marquée ; tous les viscères étaient sains.

Muscka avait cité, il y a quelques années, un fait analogue concernant un robuste charretier qui succomba en quelques minutes à un coup de pelle sur l'épigastre. L'autopsie ne révéla qu'une ecchymose de la dimension d'un thaler sur le grand épiploon.

Ces phénomènes, qui se rapportent à la commotion nerveuse, se traduisent par la perte de connaissance, la pâleur de la face, un pouls petit, dépressible et fréquent, une respiration superficielle, un état nauséeux et le refroidissement des extrémités.

La série des accidents nous montre qu'une partie du système nerveux central, aussi bien que le système nerveux sympathique, sont intéressés. Ceci n'a rien qui doive nous étonner, car nous savons que le plexus solaire, en particulier, est formé par des anastomoses du nerf pneumogastrique dont l'action se manifeste assez nettement par les troubles cardiaques, les nausées, les hoquets et les vomissements, et par des branches du sympathique. Ce qui au premier abord semble singulier, c'est que les effets de cet ébranlement nerveux sont beaucoup plus redoutables pour les individus vigoureux et d'une bonne santé générale. Il est probable que la fonction de neurilité, s'accomplissant mieux et d'une façon plus parfaite, réagit ainsi plus vivement lorsque ses organes viennent à être atteints.

CONCLUSIONS

1° Le médecin-expert ne peut que difficilement se prononcer sur la nature d'une blessure de l'abdomen sans lésions apparentes des parois, lorsqu'il est appelé peu de temps après la production de cette blessure ;

2° Dans ce cas il devra toujours réclamer le droit de procéder à un examen ultérieur avant d'émettre un avis compétent ;

3° Il lui sera également difficile de pronostiquer la plus ou moins grande gravité d'une blessure, même après en avoir reconnu la nature ;

4° Le médecin expert appelé par des parties civiles à l'effet de déterminer la cause productrice de certaines tumeurs, notamment de celles du pancréas, devra soigneusement relever s'il y a lieu, les antécédents traumatiques du blessé ;

5° En présence d'une autopsie négative, le médecin expert est autorisé à considérer la mort comme due à une action réflexe d'origine nerveuse ;

6° Le médecin expert devra tenir compte des maladies antérieures des blessés qui diminuent la résistance des organes aux traumatismes ;

7° Le diagnostic des blessures de l'abdomen sans lésions des parois ou blessures accidentelles, homicides et suicides ne peut être tiré que des commémoratifs.

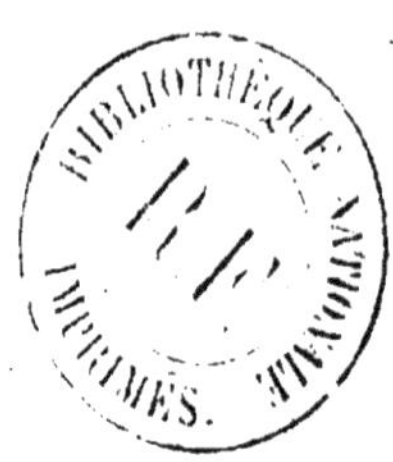

www.ingramcontent.com/pod-product-compliance
Ingram Content Group UK Ltd.
Pitfield, Milton Keynes, MK11 3LW, UK
UKHW021553260726
13993UKWH00002B/821

9 782329 327303